Das Spiel mit Unterschieden

Steve de Shazer

Wie therapeutische Lösungen lösen

Aus dem Amerikanischen übersetzt
von Sally und Bernd Hofmeister

Siebte Auflage, 2019

Reihengestaltung: Uwe Göbel
Satz und Diagramme: Beate Ch. Ulrich
Printed in Germany
Druck und Bindung: CPI books GmbH, Leck

MIX
Papier aus verantwortungsvollen Quellen
FSC® C083411
www.fsc.org

Mehr Bäume. Weniger CO_2.
www.cpibooks.de/klimaneutral

Siebte Auflage, 2019
ISBN 978-3-8497-0283-0

Bibliografische Information der Deutschen Nationalbibliothek:
Die Deutsche Nationalbibliothek verzeichnet diese Publikation
in der Deutschen Nationalbibliografie; detaillierte bibliografische
Daten sind im Internet über http://dnb.d-nb.de abrufbar.

Titel der amerikanischen Originalausgabe:
Putting Difference to Work
1991 by Steve de Shazer

Informationen zu unserem gesamten Programm, unseren Autoren
und zum Verlag finden Sie unter: **www.carl-auer.de**.

Wenn Sie Interesse an unseren monatlichen Nachrichten haben,
abonnieren Sie den Newsletter unter http://www.carl-auer.de/newsletter.

Carl-Auer Verlag GmbH
Vangerowstraße 14 • 69115 Heidelberg
Tel. +49 6221 6438-0 • Fax +49 6221 6438-22
info@carl-auer.de

Carl-Auer

Inhalt

Vorwort zur deutschen Ausgabe

In einer Fußnote zu einem der Kapitel dieses Buches erwähnt Steve de Shazer seine „simplemindedness". Das läßt sich vielleicht auf Deutsch mit geistiger Schlichtheit übersetzen. Er entschuldigt sich dafür, und er befürchtet, er könne deswegen den von ihm zitierten Philosophen, insbesondere Wittgenstein und Derrida, nicht gerecht werden.

Aber was er seine simplemindedness nennt, bezeugt in meinen Augen seine Stärke. Sie ermöglicht es ihm, mit frischem Blick an altbekannte Dinge heranzugehen, das jeweils Wesentliche zu erfassen, im besten Sinne des Wortes Pragmatiker zu sein und sich nicht von dem abschrecken zu lassen, was Autoritäten vor ihm gedacht und gelehrt haben. Kurzum, sie erlaubt ihm, originell und innovativ zu sein.

Diese Eigenschaften kennzeichnen Steve de Shazers Arbeit als Therapeut. Sie machen den weltweiten Erfolg der von ihm entwickelten lösungsorientierten Kurzzeittherapie verständlich. Sie kennzeichnen auch die Arbeit, die er in diesem Band darstellt, eine intellektuelle oder, wenn man so will, philosophische Arbeit, die der Theorie der Therapie und insbesondere der Theorie der Kurztherapie gilt. Wir finden darin dieselbe Frische, dieselbe Betonung dessen, was effektiv ist und Sinn ergibt, die auch seine Schriften über die mehr pragmatischen Aspekte der Therapie auszeichnet. Dies bedeutet indessen nicht, daß er Komplexität vermeidet. Er reduziert zwar Komplexität, tut dies aber in einer Weise, die diese im Blickfeld des Lesers und damit den Zugang zu ihr offen hält. Dies zeigt sich in diesem Band unter anderem daran, wie er mit Problembereichen der Semiotik und Semantik umgeht und dabei immer wieder auf begriffliche Klarheit, Präzision und Erfassen des Wesentlichen abzielt.

Ich meine, die Implikationen seiner Untersuchungen sind weitreichend. Vielleicht am wichtigsten: Steve de Shazer legt überzeugend dar, daß eine Kurztherapie – das heißt eine Therapie, die nicht länger als 10 Sitzungen und oft viel kürzer dauert – nicht nur zweitrangiges Substitut für eine dynamische Langzeittherapie, sondern oft das Beste ist, was ein Klient bekommen kann. Dies ergibt sich aus seinem Verständnis von Therapie als einer besonderen Form eines Sprachspiels. In diesem Verständnis verlieren alte Klischees, denen zufolge es sich bei Therapie um eine Art – sei es langweiliger, sei es heroischer – gegen widerständige Patienten durchgeführte Ausgrabungsart handelt, ihre Erklärungskraft. Es sind insbesondere die Schriften des späten Wittgenstein und poststrukturalistischer Denker wie Derrida und de Man, die Steve de Shazer zur Begründung seiner Position heranzieht. Von dieser Position her versteht er Therapie als ein auszuhandelndes, konsensuelles und kooperatives Unternehmen, worin der lösungsorientierte Therapeut und der Klient gemeinsam verschiedenste Sprachspiele spielen, um dadurch a) Ausnahmen, b) Ziele und c) Lösungen zu finden bzw. zu konstruieren.

Am Ende des Buches macht sich Steve de Shazer Gedanken darüber, ob das darin von ihm vorgestellte Modell eines interaktionellen Konstruktivismus für einige Leser nicht zu radikal oder zu schockierend sein könnte. Dies mag der Fall sein. Mich ließ es indessen an eine Tagebucheintragung Nietzsches denken, die mich zeitlebens beeindruckt hat: „Ein sehr verbreiteter Irrtum: Den Mut der Überzeugung haben; es kommt vielmehr auf den Mut zum Angriff auf die eigene Überzeugung an." Ich halte es für ein großes Verdienst dieses Buches, daß es uns einlädt, den Mut zum Angriff auf eigene Überzeugungen aufzubringen.

Helm Stierlin

Vorwort zur Originalausgabe

Das Spiel mit Unterschieden ist ein ungewöhnliches Buch und nicht für jedermann geeignet. Es untersucht ganz allgemein das breite Spektrum der Familientherapie (und damit indirekt jede Art der Psychotherapie) und insbesondere de Shazers eigene lösungsorientierte Kurztherapie, und zwar von „außen". Das ungewöhnliche Thema dieses Buches ist die Therapie als solche, als beobachtetes Gespräch zwischen Klient und Therapeut. Seine ungewöhnliche Methode bedient sich der Konzepte des Konstruktivismus und der poststrukturalistischen Textanalyse. Man könnte es als eine Meta-Therapie-Studie bezeichnen, eine Untersuchung, der mehr daran liegt, grundlegende Fragen zu stellen als detaillierte Antworten zu geben.

Demnach ist dieses Buch offensichtlich nicht für jene gedacht, die mit dem jüngsten Stand auf dem Gebiet der Psychotherapie, ihren Konzepten und ihren gegenwärtigen praxisbezogenen Methoden zufrieden sind. Da de Shazer die Behauptung aufstellt, wir würden noch nicht einmal wissen, was wir mit „Familientherapie" meinen, und den Vorschlag macht, wir müßten unsere Meinung über das Wesen der Therapie überhaupt ändern, wenn sie kurz und effektiv sein soll, würde dieses Buch jene zufriedenen Therapeuten vermutlich nur verwirren und irritieren.

Gleichwohl ist es aber auch nichts für jene – und dabei handelt es sich um eine große Anzahl, wenn man nach der Art vieler Bücher und Workshops auf diesem Gebiet urteilt –, die zwar nicht zufrieden sind, aber nach Rezepten suchen, nach spezifischen Verfahrensweisen für das, was sie als spezifische und individuelle Problemarten ansehen. Wenngleich dieses Buch eine ganze Reihe faszinierender Fallbeispiele vorstellt und bespricht, ist es doch kein Therapiekochbuch, vielmehr stellt es sogar den Wert solcher Kochbücher in Frage.

Diese zwei Arten von Therapeuten – jene, die mit dem Status quo zufrieden sind, und jene, die bloß auf der Suche nach einfachen spezifischen Antworten sind (während sie häufig komplizierte und zweifelhafte allgemeine Prämissen als selbstverständlich hinnehmen) – machen vermutlich die große Mehrheit unseres Berufsstandes aus. Das kann man jedoch auch nicht anders erwarten. Wir leben in einer konformistischen Zeit und arbeiten auf einem Gebiet, wo wir sowohl seitens unserer Klienten als auch seitens unserer Kollegen unter einem erheblichen Druck stehen, so zu tun, als wüßten wir bereits alle Antworten. Allerdings scheint es relativ klar zu sein, daß viele unserer Antworten nicht sonderlich gut funktionieren.

Trotzdem glaube ich, oder hoffe zumindest, daß es immer noch eine beachtliche Anzahl von Therapeuten gibt, die an diesem Buch interessiert sind und die es lesen sollten. Ich denke hauptsächlich an zwei Gruppen potentieller Leser: jene, die die Therapie und ihre Möglichkeiten ernst genug nehmen, um mit der gegenwärtigen Situation in Theorie und Praxis unzufrieden zu sein, und jene, die verspielt genug sind, um neugierig zu sein, wohin eine neuartige Betrachtung unseres Unternehmens führen könnte. Freilich sind bestimmte Personen vielleicht sogar beides – zum Beispiel Steve de Shazer.

Dieses Vorwort ist selbstverständlich eine Empfehlung dieses Buches, zumindest für einen bestimmten Leserkreis. Es ist allerdings keine vorbehaltlose Empfehlung. Wenn ich das Buch auch stimulierend und aufschlußreich fand, enthält es doch einiges, mit dem ich nicht übereinstimme. Da dies ein Vorwort und keine Besprechung des Buches ist, gebe ich hier nur zwei Beispiele. Ich bin in einem bestimmten Punkt nicht der Meinung, daß die Verwendung des Begriffes „Strategie" unbedingt einen Streit zwischen Therapeut und Klient impliziert; ich würde sogar meinen, daß de Shazer seine therapeutischen Gespräche strategisch führt. Im allgemeinen scheint es mir, daß er zwar die Ideen der Dekonstruktivisten gut verwertet, seine Anwendung ihrer Begriffe jedoch gelegentlich irreführend ist. Der Schritt von der Terminologie des „Interpretierens" eines Textes und des „Verstehens" der Mitteilungen eines Klienten zum „Fehlinterpretieren" und „Mißverstehen" ist so ähnlich wie vom Regen in die Traufe zu kommen. Impliziert der Begriff des „Fehlinterpretierens" nicht schon an sich, daß es eine „richtige" Interpretation gibt, anstatt einfach zu sagen, daß Mitteilungen immer und notwendigerweise *interpretiert* werden?

Ich hoffe, daß diese Vorbehalte meiner Fürsprache keinen Abbruch tun, sondern eher ihre Glaubwürdigkeit untermauern, denn trotz meiner anfänglichen Einsprüche bin ich der Meinung, daß dieses Buch viele, und zwar sehr aufmerksame Leser finden sollte.

John H. Weakland

Einleitung

Dieses Buch setzt den schon in meinem letzten Buch (de Shazer 1988) deutlich zu erkennenden Trend fort, das therapeutische Interview als ein Gespräch zu betrachten. Ich habe diese Richtung weder bewußt eingeschlagen, noch gewünscht, und sie ist mir auch nicht sonderlich nützlich erschienen. Es ist so, als sei mir diese Richtung von meiner Umgebung aufgezwungen und ich folgte ihr blind.

Seit meine Kollegen und ich anfingen, Lösungen zu konstruieren, anstatt Probleme zu lösen, haben wir zu zeigen versucht, was es bedeutet, wenn wir Dinge sagen wie „Man muß das Problem nicht kennen, um es zu lösen", oder „Das Problem oder die Beschwerde hat mit der Lösung nicht unbedingt etwas zu tun", oder „Die Lösung hat mit dem Problem nicht unbedingt etwas zu tun". Diese Ideen über Lösungen, die wir seit 1982 entwickelten, waren für uns anfangs so fremd wie für manche Therapeuten, die heute über unsere Arbeit lesen, zu unseren Workshops und Ausbildungsprogrammen kommen, unsere Videobänder anschauen oder unsere Arbeit direkt live beobachten.

Seit 1982 bemühen wir uns, unsere Ideen auf eine brauchbare Art und Weise zu präsentieren. Zugleich fahren wir fort die Implikationen und Auswirkungen dieser Ideen auf unsere Arbeit mit Klienten herauszuarbeiten. Jene Arbeit zwingt uns ständig, neue Methoden zu finden, um das zu beschreiben, was wir und unsere Klienten tun, und erfordert eine neue Analyse der therapeutischen Situation. Diese neuen Methoden sind einfach deshalb notwendig, weil die alten, selbst unsere eigenen, nicht mehr funktionierten.

Im Sommer 1989 hatten wir einen Fall (siehe Kapitel 6 und 7), der Beschreibungen verlangte, die sich offensichtlich von unseren früheren Beschreibungsarten unterschied. Wir sahen etwas zum ersten Mal, und unsere alten Beschreibungsinstrumente waren an ihrer äußersten Grenze angelangt. Wir mußten folglich etwas anders machen.

Ich sah mich gezwungen, Interviews zu betrachten, als wären sie Texte, Geschichten, Stücke aus der Literatur. Das war genau die Richtung, die ich vermeiden wollte, denn ich befürchtete, sie würde uns von der *pragmatischen Praxis der Kurztherapie* wegführen.

Seit Jahren habe ich mich schon mit Philosophie beschäftigt, mit dem, was man im weitesten Sinne als Philosophie der Sprache bezeichnen könnte, und mit der Soziologie des Wissens (eine Art Hobby von mir). Das meiste hielt ich für zu abstrus, um in der tagtäglichen Arbeit der Kurztherapeuten von Wert zu sein. Dieser besondere Fall verwies jedoch auf die potentielle Nützlichkeit meines Hobbys! Was eine unwesentliche und sekundäre Beschreibungsform gewesen war, wurde zumindest für heute und zumindest für dieses Buch zu einer wesentlichen oder primären Beschreibungsform.

Die Ergebnisse, einen konkreten Fall auf eine uns neue Weise zu beschreiben, führten zu einer ungewöhnlichen Form, lösungsorientierte Kurztherapie zu betrachten und zu beschreiben. Auf dem Weg mußte ich ein großes Territorium, das ich vorher abgesteckt hatte, neu beschreiben und von neuem schauen, wie diese Ideen über Probleme, Beschwerden, Ausnahmen und Ziele mit verwandten Ideen aus dem Familientherapiediskurs und selbst aus dem größeren Psychotherapiediskurs verknüpft sind.

Die Art, wie ich meine Ansichten vorstelle (wie auch die Perspektive selbst, die von meinen Kollegen in einem größeren oder kleineren Ausmaß geteilt wird), ist vielleicht für den einen oder anderen oder gar für viele Leser beunruhigend. Da ich das Lesen als eine interaktive und kreative Beschäftigung betrachte, sind Sie als Leser gelegentlich angehalten, Zusammenhänge zwischen den verschiedenen Abschnitten des Buches selbst herzustellen. Ich mache manche Zusammenhänge deutlich, andere jedoch bleiben Ihnen überlassen. Das ist das Zeichen:

Es bedeutet, daß ein Abschnitt beendet ist und ein neuer beginnt. Die Beziehung zwischen den beiden Abschnitten ist manchmal überhaupt nicht klar, und das ist der Punkt, an dem kreatives Lesen ins Spiel kommt. Ich vermute, daß dieser recht indirekte Ansatz zumindest teilweise von meiner Lektüre Ludwig Wittgensteins und von Milton Ericksons indirekter Herangehensweise an Therapie herrührt. An anderen Stellen sind die Gegenüberstellungen nicht gekennzeichnet, der Zusammenhang ist aber dennoch offensichtlich. Diese Schreibtechnik ist analog zu einer Technik in der Musik, wo man *hört*, daß eine Notensequenz Noten enthält, die gar nicht gespielt wurden. Den großen Jazzmusiker Charlie Parker konnte man beispielsweise Töne spielen *hören*, die gar nicht im Bereich seines Altsaxophons lagen. Diejenigen, die seine Musik transkribierten, Musiker, die den Bereich des Instrumentes nicht kannten, haben diese Noten tatsächlich aufgeschrieben – Noten, die nicht gespielt wurden und die auf dem Altsaxophon nicht gespielt werden konnten. (Ich habe jahrelang Altsaxophon gespielt, und auch ich habe Charlie Parker Töne spielen hören, die ich nicht spielen konnte. Er machte mit dem Saxophon eine Menge Dinge, die ich nie tun könnte.)

Eigentlich sind die Ideen noch beunruhigender als die Formen, die ich als Verpackung gewählt habe. Allerdings legen die Ideen der Sprachphilosophie Methoden nahe, wie man unsere Arbeit ins Auge fassen könnte, um die Unterschiede zwischen unseren und einigen in unserem Bereich weit verbreiteten Annahmen herauszustreichen. Sie zeigen auch die Implikationen unserer Ansicht auf, daß Probleme und Lösungen nicht miteinander verknüpft sind, und führen zu Beschreibungen, die Klient und Therapeut bei der Entwicklung von Lösungen eine größere Freiheit gewähren.

Ich hoffe, daß Sie beim Lesen so viel Freude an dem Buch haben, wie ich beim Schreiben. Gelegentlich war das Schreiben sehr schwierig und ich nehme deshalb an, daß das Lesen ebenfalls mühsam sein wird. Aber im großen und ganzen hat die Arbeit mehr Spaß gemacht als bei meinen früheren Büchern. Vielleicht liegt das daran, daß ich hier mit Ideen und mit Gedanken spiele, wie Therapie durchgeführt werden kann.

Dieses Buch hätte nicht geschrieben werden können ohne die Unterstützung und Ermutigung meiner Kolleginnen und Kollegen Insoo Kim Berg, Wallace Gingerich, Ron Kral, Gale Miller (die viele Versionen dieser Arbeit gelesen hat) und natürlich unserer Büroleiterin Dolores Van Erden. Auch ist dieses Buch den zahlreichen Teilnehmern an unseren Ausbildungsprogrammen am Brief Family Therapy Center in Milwaukee und den Teilnehmern an meinen Workshops und Seminaren zu Dank verpflichtet. Ohne ihre Fragen hätte ich über die Antworten nichts gewußt, und es sind diese Fragen und Antworten, die den größten Teil dieses Buches ausmachen. Manche Abschnitte verschiedener Kapitel wurden 1972 begonnen (siehe insbesondere das Material bezüglich des Begriffes Kausalität), manche stammen aus unveröffentlichten bzw. nicht beendeten Essays, die ich im Verlauf der letzten zehn Jahre geschrieben habe, und manche Abschnitte, insbesondere jene, die die Therapiesitzungen als eine Reihe von Sprachspielen und nicht nur als ein Sprachspiel deuten, basieren teilweise auf einer zusammen mit Gale Miller verfaßten Arbeit, die bisher noch nicht auf Englisch veröffentlicht wurde, „Jenseits von Beschwerden" (Miller u. de Shazer 1991).

Meine Praxis, Forschung und Lehre der letzten zwanzig Jahre ist als „pragmatisch bis zum letzten" beschrieben – worden oder offensichtlich so einfach – vielleicht sogar simplizistisch – daß sie „minimalistisch bis zum letzten" sei. Das von meinen Kollegen und mir entwickelte Therapiemodell ist sicherlich relativ einfach, obwohl das damit verknüpfte Denken nicht so ganz simpel ist. Man hat mich als den „Minimalsten der Minimalisten" beschrieben und folglich als jemand, der in seinen Therapiesitzungen „möglichst wenig redet" und in seinen Workshops und Büchern „so wenig wie möglich erklärt".

> **Erklärung, 1:** der Akt des Erklärens, Darlegens oder Interpretierens; Erläuterung; Illustration; Interpretation; der Akt des Klärens einer Unklarheit und des Verständlichmachens. **2:** das, was klar macht. **3:** der Sinn, der vom Erklärenden gegeben wird; Interpretation; Bedeutung.[1]

Ich beschreibe, was in der Therapie geschieht, was Therapeuten und Klienten *zusammen tun*, aber die Menschen aus Therapiekreisen (d. h. Therapeuten, die lesen oder meine Ausbildungsprogramme oder Workshops besuchen) erwarten eine bestimmte Form der Erklärung. In anderen Worten, ihre Fragen zeigen, daß sie Interpretationen, Spekulationen bzw. Beschreibungen über kausale Prozesse wollen: die Interpretation eines Geschehens, bei dem die Teile oder Elemente operational mit ihrem Ursprung verknüpft erscheinen. Wie Sadler und Hulgus (1989) reserviere ich „,Erklärung' für die Beschreibung *kausaler Prozesse*, z. B. für Prozesse der Physiologie und Chemie. Wir [Sadler u. Hulgus] verwenden ,Verständnis', um menschliche *Bedeu-*

1 Wenn nicht anders angegeben, stammen diese Definitionen durchgängig aus Webster's New Twentieth Century Dictionary.

tungen zu beschreiben und *nicht* kausale Prozesse" (S. 258). Weiterhin verwende ich „Beschreibung", um mich auf das Beschreiben von Bedeutung bzw. des Gebrauchs zu beziehen und reserviere „Verständnis" oder besser „Mißverständnis" für einen bestimmten Gebrauch (siehe Kapitel 6).

Man hat mir häufig gesagt, meine Therapiesitzungen würden überhaupt nicht wie Therapie *aussehen*, weil ich immer nur sehr seltsame Fragen stellte, denen ich keine Erklärung oder Rechtfertigung vorausschicke. Manchen kommt es vor, als ob sich diese Fragen zufällig und spontan ergeben, ohne offensichtlichen Zusammenhang mit dem Konversationsmuster. Für jene, die mit meinem Therapiestil etwas vertrauter sind, sind die Fragen sorgfältig ausgewählt und genau zum rechten Zeitpunkt gestellt, um mir und meinen Klienten zu helfen herausfinden, was zu tun ist.

Ich war immer der Meinung, daß eine gründliche Beschreibung dessen, was funktioniert, und die Angabe der Entscheidungskriterien ausreichen, um herauszubekommen, was in einer bestimmten therapeutischen Situation zu tun ist. Aber die Frage „Wie funktioniert es?" scheint immer aufzutauchen. Ich vertrete den Standpunkt, daß man nicht wissen kann, wie es funktioniert, man kann nur wissen, daß es funktioniert. Antworten auf die Frage „Wie funktioniert es?" beinhalten immer Spekulation.

> **Spekulation, 1:** meditieren; nachdenken über; eine Frage gedanklich erwägen und ihre verschiedenen Aspekte und Beziehungen betrachten. **2:** über ein Thema nachdenken oder theoretisieren; von angenommenen Prämissen ausgehen; mutmaßen.

Und spekulieren, mutmaßen ist eine Sache des Geschichtenerzählens; es ist Fiktion. Deshalb lautete meine Antwort auf die Frage „Wie funktioniert es?" bis vor kurzem: „Geben Sie sich Ihre eigene Erklärung: Sie ist so gut oder besser als meine". Ich folgte darin Wittgenstein: „Unser Fehler ist, dort nach einer Erklärung zu suchen, wo wir die Tatsachen ... sehen sollten" (1971 § 654).

In Workshops und Trainingssitzungen habe ich kürzlich angefangen, neue Beschreibungsformen anzubieten, neue Metaphern – keine kausalen Spekulationen, sondern Versuche, durch geborgte Metaphern, die meiner Meinung nach nichts verdunkeln, die Dinge zu klären. Ich befürchtete, daß sie für die Trainees und Workshopteilnehmer zu simplizistisch wären. Zu meiner Überraschung wurden sie jedoch bereitwillig anerkannt. In jüngster Zeit habe ich angefangen, abstrakte, konzeptionelle Metaphern anzubieten, die auf einem umfassenderen intellektuellen Rahmen basieren als die im Diskurs der Familientherapie oder Kurztherapie üblichen. Ich war wiederum erstaunt, wie gut diese manchmal sehr allgemeinen, abstrakten Ideen akzeptiert werden.

Zu meiner Verblüffung haben die Ideen aus der Sprachphilosophie einigen Menschen ein Verständnis ermöglicht, das ihnen dabei herauszufinden half, was funktioniert bzw. was funktionieren könnte. Dies hat keineswegs dazu geführt, die Workshopgespräche von der pragmatischen, lösungsorientierten Praxis der Kurztherapie zu entfernen. Gelegentlich helfen diese Metaphern manchen Menschen tatsächlich zu *sehen*, was in den zahlreichen therapeutischen Situationen geschieht, die ich als Illustrationen benutzte.

Dieses Buch konzentriert sich auf kritische Interpretationen, die mir nützlich beim Nachdenken über das erscheinen, was in der Therapiesituation geschieht. Deshalb handelt dieses Buch von Begriffen und den Beziehungen zwischen den Begriffen, die für die Beschreibung von und das Nachdenken über Therapie, insbesondere die Reflexion der Therapiepraxis, zentral zu sein scheinen. Während manche der Überlegungen Begriffe, die ich früher schon behandelte, umformen, stütze ich mich auf zahlreiche Autoren aus verschiedenen Feldern, von denen ich mich in meiner Denkweise bestätigt und bestärkt fühle. Anstatt einen gesamten Rahmen zu entnehmen, habe ich selektiv und zweckgerichtet geborgt, einen Begriff von hier, einen anderen von da, und wieder einen anderen von dort. Es ist mein Rahmen, und obwohl er mit anderen Rahmen verwandt ist, bin ich es, der für seine Verständlichkeit oder Unverständlichkeit verantwortlich ist. Offensichtlich werden einige Leser mit mir übereinstimmen, daß er verständlich ist, und andere werden denken, daß er an Unsinn grenzt. Ich hoffe für beide Gruppen, daß es sie nicht von einer nützlichen und wirkungsvollen Therapiepraxis ablenkt.

Obwohl dieses Buch vom Denken über Therapie und Therapiepraxis handelt, hat es wie auch meine früheren Arbeiten einen direkten Bezug zu dem, was in der Therapie geschieht.

Gelegentlich habe ich alleine beobachtet, was Insoo Kim Berg und ihre Klienten in der Therapie machten, dann wieder haben mich verschiedene Kollegen begleitet. Ich habe sowohl alleine als auch mit Kollegen auf Videobändern angeschaut, was meine Klienten und ich und was meine Kollegen und ihre Klienten in der Therapie machten. Es ist für mich und meine Kollegen immer interessant zu beobachten, was Insoo und ihre Klienten in der Therapie machen, weil wir unsere therapeutische Arbeit darauf ausrichten, mit unseren Klienten in der Therapie so zu verfahren, wie Insoo Kim Berg mit den ihren.

Dieses Buch besteht aus einer Reihe von Essays, Erzählungen bzw. kritischen Interpretationen, die Teil eines Diskurses sind, der allgemein als „Therapie", „Familientherapie" und insbesondere „Kurztherapie" etikettiert wird. Im Gegensatz zu meinen früheren Büchern und der Mehrzahl meiner Veröffentlichungen ist nur wenig von der eigentlichen Therapiepraxis die Rede. Statt dessen ist der Fokus auf das *Beschreiben* der Therapie, das *Denken* über Therapie und über Therapie*praxis* gerichtet.

Dieses Buch sagt auch nur wenig über die pragmatische Seite der Therapiepraxis. Es ersetzt keineswegs *Der Dreh* (de Shazer 1989), genausowenig wie *Der Dreh* das Buch *Wege zu einer erfolgreichen Kurztherapie* (de Shazer 1989) ersetzte. Jedes Buch ist für sich eine ganze, vollständige Welt, die Perspektive eines bestimmten Blickwinkels. *Wege zu einer erfolgreichen Kurztherapie* wurde von einer „praktischen" Betrachtungsweise aus geschrieben, *Der Dreh* von einem Forschungs- oder besser einem „suchenden" oder untersuchenden Standpunkt aus, und dieses Buch von einem „theoretisierenden" oder kritischen Standpunkt. Aus diesem Grund unterscheidet sich die Analyse, obwohl das Analysierte gleich bleibt: *Die Praxis der Kurztherapie.*

Es ist wichtig zu erkennen, daß ich in diesem Buch keine grundlegende oder übergreifende Theorie entwickle. Es ist nichts als eine weitere Erzählung, eine Methode, um zu beschreiben, was Kurztherapeuten und Klienten in der Praxis der Kurztherapie *tun*, und im weiteren Sinn, was Therapeuten und Klienten im allgemeinen tun, wenn sie Therapie machen. Diese theoretische Analyse oder kritische Interpretation befindet sich mit Praxis und Forschung auf einer Ebene. Theorie, Forschung/Suche und Praxis leiten, beeinflussen und verändern sich gegenseitig. Beispielsweise legt eine Veränderung der Praxis (wenn es sich um einen Unterschied handelt, der einen Unterschied macht) einen neuen Bereich für disziplinierte Beobachtung (oder Suche) nahe, die dann ihrerseits den Theoretiker veranlaßt, die Bibliothek aufzusuchen, um nach einem Rahmen zu suchen, der ihm hilft, die Dinge auf eine klare und nützliche Art und Weise zu beschreiben.

Jedenfalls wird in diesem Buch keine Theorie mit einem großen „T" entwickelt; vielmehr führt die Analyse geradezu weg von einem solchen großen Entwurf und betont statt dessen die Mannigfaltigkeit therapeutischer Situationen und der daran beteiligten Personen (sowohl Klienten als auch Therapeuten), die Vielfalt der Ereignisse und die Vielfalt der Probleme und Lösungen.

Die Standpunkte ändern sich mit der jeweiligen Perspektive. Beispielsweise könnten die Standpunkte im Verlauf einer disziplinierten Beobachtung einbeziehen (ohne sich darauf zu beschränken): (a) den Therapeuten vor dem Spiegel, (b) das Team hinter dem Spiegel, (c) den Computerfachmann, der ein Expertensystem entwikkelt und (d) den Theoretiker, der Landkarten und Flußdiagramme entwickelt. Auf eine ähnliche Weise könnten bei der Entwicklung einer theoretischen Perspektive oder einer kritischen Interpretation verschiedene Standpunkte nützlich sein. Gelegentlich überschneiden sich diese Standpunkte; gelegentlich sind sie vielleicht verwirrend, möglicherweise sogar widersprüchlich. Das ist nicht problematisch, sondern unvermeidlich: Wo man steht bestimmt, was man sieht und was nicht; es bestimmt auch den Blickwinkel; ändert man den Punkt, an dem man steht, ändert sich alles andere.

Obwohl Ludwig Wittgenstein, Jacques Derrida, Paul de Man, Ernst von Glasersfeld, Paul Watzlawick, Milton Erickson usw. die Dinge von unterschiedlichen Standpunkten aus betrachten, können sowohl die Ähnlichkeiten als auch die Unterschiede ihrer Standpunkte für eine klare Beschreibung und Analyse informativ und nützlich sein.

Teil I

1. Ein Versuch, „Familientherapie“ zu interpretieren

Die Klassifikationen, die Philosophen und Psychologen machen, sind, wie wenn man Wolken nach ihrer Gestalt klassifizieren wollte.

Wittgenstein 1989, § 154

Betrachtet man die ansehnliche Reihe von Büchern, die in den letzten 30 Jahren zum Thema „Familientherapie“ veröffentlicht wurden, die zahlreichen Fachzeitschriften wie *Family Process, Journal of Marital and Family Therapy, The American Journal of Family Therapy, Perheterapia, Contemporary Family Therapy, Familiendynamik, Zeitschrift für systemische Therapie, Journal of Strategic and Systemic Therapies, Systeme, The Australian and New Zealand Journal of Family Therapy, Fokus Pa Familien, Family Therapy Case Studies,* und besucht man Konferenzen, die von der American Family Therapy Association, dem *Family Therapy Networker* und der American Association for Marriage and Family Therapy organisiert werden (und, verfolgt man das Netzwerk der Vortragenden, die Konferenzen, die von der Erickson Foundation organisiert werden, usw.), so muß man sich fragen, was der Begriff „Familientherapie“ eigentlich bedeutet. Wenn man einmal alles eliminiert, was für die verschiedenen Schulen („strukturelle Familientherapie“, „behavioristische Familientherapie“, etc.) idiosynkratisch ist, was bleibt dann an „Gleichem“ übrig? Was bleibt übrig, was für alle irgendwie „ähnlich“ genug ist, um es „Familientherapie“ zu nennen?“

Selbst wenn man verschiedenen „Familientherapeuten“ bei der Arbeit mit ihren Klienten (manchmal ist es eine Familiengruppe oder ein Paar, manchmal eine Einzelperson oder eine Gruppe von Familien) zuschaut, muß sich der Beobachter fragen, was die jeweiligen Therapeuten unter „Familientherapie“ verstehen. Die Autoren, Leser, Referenten und Teilnehmer verhalten sich eindeutig so, als ob es etwas gäbe – sicherlich keine Methode oder Technik, sondern vielleicht einen Begriff namens „Familientherapie" – , das sie eint, eine Beobachtung, die durch die Existenz von Berufsverbänden noch bestätigt wird. Aber was ist es? Die Unterschiede zwischen „Familientherapeuten" sind im Vergleich zu den Ähnlichkeiten ganz klar. Offensichtlich gibt es einen Diskurs, der „Familientherapie" genannt wird (eine Praxis, die den „Gegenstand" erschafft, von dem sie spricht); es muß auch ein Berufsfeld geben, das „Familientherapie" genannt wird, da es akademische Grade und Zulassungen gibt. Aber was sind die Grenzen zwischen „Familientherapie" und „Nicht-Familientherapie"? Nach welchen Kriterien wird unterschieden? Was ist im Bezugsrahmen „Familientherapie" enthalten? Was ist „innerhalb" dieses Rahmens? Was ist „außerhalb" dieses Rahmens? Was bedeutet „Familientherapie"?

Es ist vielleicht für den Anfang ganz interessant, sich die lexikalische Definition von Therapie zu vergegenwärtigen:

> Therapie, der Teil der medizinischen Wissenschaft, der sich auf die Behandlung und das Heilen von Krankheiten bezieht; befaßt sich mit dem Entdecken und der Anwendung von Heilmitteln für Krankheiten. Von dem griechischen *therapeuein*, pflegen, dienen oder heilen;

es definiert „Wissenschaft" als

> systematisiertes Wissen, das aus Beobachtung, Untersuchung und Experimentieren stammt, Tätigkeiten, die ausgeführt werden, um das Wesen oder die Prinzipien des Untersuchten zu bestimmen;

und „Krankheit" als

> ein besonders destruktiver Prozeß im Körper, mit einer spezifischen Ursache und charakteristischen Symptomen.

Im allgemeinen ist der Begriff Therapie so wie er in diesem Buch verwendet wird ein Beiname oder eine Kurzform der Begriffe a) Familientherapie, b) Kurztherapie bzw. c) Psychotherapie.

> **Psychotherapie**, die Anwendung unterschiedlicher Behandlungsformen bei nervösen und seelischen Störungen.

Eine weitere Definition von „Psycho-" lautet

> bedeutet Geist oder geistige Prozesse. Von dem griechischen *psyche*, Seele;

und geistig

> **geistig, 1:** aus dem oder für den Verstand oder Intellekt; **2:** durchgeführt vom oder im Verstand; **3:** krank im Verstand; geisteskrank. Vom lateinischen *mentalis*, aus oder bezogen auf den Verstand. Syn.: psychologisch, intellektuell, psychisch, metaphysisch.

Vermutlich wurde der Begriff „Familientherapie" zuerst verwendet, ohne groß darüber nachzudenken, einfach um eine neue Art der Therapieausübung von der dominierenden Therapieform, die nur ein Individuum einbezog, zu unterscheiden. Vor 30 Jahren verstand man beispielsweise unter „Familientherapie", daß ein Individuum, mit der diagnostischen Etikette Schizophrenie, zusammen mit den anderen Familienmitgliedern anstatt alleine behandelt wurde.

> **Diagnose**, Entscheidungsfindung über die Art eines Krankheitszustandes durch Untersuchung. Von dem griechischen *dia*, zwischen, und *gignoskein*, wissen.

In der Familientherapie wurde die Krankheit eines Individuums umgedeutet in die Krankheit der Familie oder des Familiensystems. Dreißig Jahre später fällt es wohl etwas schwer zu sehen, wie radikal und revolutionär dieser Schritt vom Individuum zur Familie, diese Restitution der „Krankheit" vom Individuum zur Familie, „von Psyche zu System"[1] war.

1 Ich lasse den Begriff „System" bis zum Kapitel 2 ganz bewußt undefiniert, und sage nicht mehr, als daß er in der Familientherapie mit der Beziehung zwischen den Mitgliedern eines Systems zu tun hat.

Demnach könnte man „Familientherapie" als ein Heilmittel für eine Krankheit der Familie ansehen, insbesondere einer Krankheit, die den Verstand oder die geistigen Prozesse der Familie betrifft. Heute werden nicht viele Familientherapeuten mit einer solchen Interpretation, Definition oder einem solchen Verständnis des Begriffes Familientherapie einverstanden sein, obwohl manche Familientherapeuten in Begriffen wie „undifferenzierte Familienichmasse" (Bowen 1966) und anderen Etiketten denken, die der psychodynamischen Tradition entlehnt wurden (Titchener 1967).

Der Schritt von der Psyche zum System legt eine andere Interpretation nahe: Familientherapie ist ein Heilmittel für eine Krankheit der Familie, insbesondere einer Krankheit, die das System der Familie betrifft, was auch immer „System" hier bedeutet (ersetzt es z. B. den Begriff Psyche?). Aber um was für eine Art von Krankheit handelt es sich hier? Eine Geisteskrankheit, eine Krankheit des Verstandes oder eine Krankheit der Seele? Um welche Art der Diagnose geht es? Können wir den Begriff „System" so interpretieren, daß er für den Geist oder die Seele der Familie steht, als wäre die Familie eine Art von Supra-Individuum? Wenn wir das Wort „disease" (Krankheit) durch

> **dis-ease**, eine veraltete Form, die Unbehagen oder Leiden bedeutet,

ersetzen, wird sich eine größere Zahl von Familientherapeuten mit der Interpretation zumindest einigermaßen einverstanden erklären. Vielleicht wollte man mit Familientherapie einfach zwischen dieser neuen und der dominierenden Freudschen (oder psychodynamischen) Therapie unterscheiden, was nahelegt, daß es sich um eine Therapie handelt, die auf anderen Prinzipien basiert.

Buch um Buch, Artikel um Artikel, geschrieben von Familientherapeuten, helfen dem Leser nicht weiter, da die meisten Autoren annehmen, daß ihre Definition der Familientherapie dieselbe ist wie die ihrer Leser. Ackerman (1966) bildet eine Ausnahme:

> Familienpsychotherapie wird definiert als eine spezielle Behandlungsmethode einer geistigen Störung, die auf dynamisch orientierten Gesprächen mit der gesamten Familie basiert. Es ist die Therapie einer natürlichen Lebenseinheit

> und umfaßt all jene Menschen, die derselben Familie angehören und deren Verhalten durch einen zirkulären Austausch von Emotionen beeinflußt wird ... Die Familie wird als ein Verhaltenssystem betrachtet, mit Eigenschaften, die sich von einer bloßen Summierung der Eigenschaften ihrer Mitglieder unterscheiden. Das Verhaltens eines Mitglieds kann auf vier verschiedene Arten interpretiert werden: als ein Symptom der Psychopathologie der Familieneinheit; als Stabilisator der Familie; als Heilmittel der Unordnung der Familie und als Inbegriff des Wachstumspotentials der Gruppe. Die Behandlung fokussiert auf die Beziehung zwischen dem psychosozialen Funktionieren der Familiengruppe und dem emotionalen Funktionieren ihrer Mitglieder (Ackerman 1966, S. 406).

Beels und Ferber (1973) sind eine weitere Ausnahme. Sie definieren Familientherapie, indem sie sie mit verschiedenen Arten von Einzeltherapie vergleichen, die nach ihrer Ansicht vier gemeinsame Elemente aufweisen:

> (a) Zwei Menschen befinden sich in vertraulicher Interaktion
> (b) der Interaktionsmodus ist gewöhnlich verbal
> (c) die Interaktion ist relativ lange, und
> (d) das definitive Ziel der Beziehung, darin ist man sich einig, besteht in einer Verhaltensänderung eines der Teilnehmer [vermutlich des Klienten!].

Für Beels und Ferber unterscheidet sich Familientherapie auf folgende Weise:

> (a) Es gibt *mehr* als zwei Menschen und die Interaktion zwischen ihnen ist weitgehend *nicht* vertraulich ... die Veränderung der Technik in dem Sprung von einer dyadischen zu einer triadischen Interaktion ist eine diskontinuierliche.
> (b) Die nonverbale Interaktion ist ebenso wichtig wie die verbale; die Manipulation der Mitgliederzahl, Gesten, Sitzanordnung und Haltungen aller Teilnehmer ist von Bedeutung.

(c) Sie ist oft kürzer als individuelle Therapie, dies ist allerdings enorm unterschiedlich.
(d) Definitives Ziel, über das Übereinstimmung herrscht, ist eine Veränderung der Interaktion des *Familiensystems,* nicht eine Veränderung des Verhaltens der Individuen. *Individuelle Veränderung ergibt sich als ein Nebenprodukt systemischer Veränderung* (Beels u. Ferber 1973, S. 172). [Hervorhebungen vom Verf.; siehe unten]

Stierlin (1977) wies ebenfalls auf einige Unterschiede zwischen Psychoanalyse und Familientherapie hin:

> [Bei der Familientherapie] ist etwa die Bedeutung des Systems gegenüber der des Individuums (oder der Zweierbeziehung), der beobachtbaren Interaktion gegenüber den zu erschließenden intrapsychischen Prozessen, des therapeutischen Aktivismus gegenüber einer abwartend beobachtenden Einstellung zu nennen.[2] Wir müssen auch die Tatsache akzeptieren, daß Familientheoretiker und -therapeuten eine ihrem Gegenstand angemessene neue Sprache entwickeln mußten, die in mancher Hinsicht wissenschaftlich mehr auf der Höhe ihrer Zeit war als die der Psychoanalyse. Das war weitgehend die Sprache der modernen Kybernetik (S. 10).

Dies bringt uns bei dem Versuch, Familientherapie zu interpretieren, weiter. Wir wissen jetzt, daß sowohl Einzel- als auch Familientherapie das Sprechen beinhaltet (verbale Interaktion). Die Familientherapie scheint allerdings mehr als zwei Leute, die zusammensitzen und reden, einzubeziehen. Familientherapie verlangt vom Therapeuten ein bestimmtes aktives Verhalten. Wir wissen auch, daß es eine Zeitunterscheidung gibt, denn Einzeltherapie ist „länger" und Familientherapie „kürzer". (Es ist nicht klar, ob sich die von Beels und Ferber getroffene Zeitunterscheidung auf die Länge der Sitzungen, die Anzahl der Sitzungen, bzw. auf die Länge des gesamten Behandlungsprozesses bezieht.)

„Individuelle Veränderung ergibt sich als ein Nebenprodukt systemischer Veränderung" (Beels u. Ferber 1973, S. 172). Hier beschreiben Beels

2 A. d. Ü.: Die folgenden Sätze finden sich nicht in der deutschen Ausgabe.

und Ferber einen sehr radikalen Schritt, eine zentrale Eröffnung für die Entwicklung der Familientherapie, ein Schritt, der der individuellen Veränderung, als Nebenprodukt systemischer Veränderung, einen sekundären Status verleiht. Durch diese Umkehrung ergibt sich eine Veränderung, die Foucault (1972) eine „Redistribution" nennt (eine durch die Umkehrung der hierarchischen Ordnung verursachte Veränderung). Das Primäre, das Individuum, ist zum Sekundären und das Sekundäre, die Familie, ist zum Primären geworden. Diese Änderung, ein Unterschied der einen Unterschied macht, ist so radikal, daß es schwierig ist, sie in den traditionellen „psychologischen" Diskurses einzubeziehen. Anstelle psychodynamischer Prinzipien sind beim Übergang von Psyche zu System soziale, organisatorische, interaktionelle und familiale Prinzipien beteiligt.

Wie aber kann die Behandlung einer „geistigen Störung", die als ein Problem der Psyche des Individuums angesehen wird, auf Prinzipien basieren, die sozial, interaktionell oder familiär sind? Wie ist dieses „Außen", dieser soziale Kontext, mit dem Innen verknüpft? Was ist die Beziehung des Individuums zum System, des Systems zum Individuum?

Jackson und Weakland (1961) beschreiben Familientherapie als „eine Therapie, die den identifizierten Patienten und andere Mitglieder seiner Familie zusammen als eine funktionierende natürliche Gruppe behandelt" (S. 30). Paul (1967) beschreibt Ehetherapie als eine Variante der Familientherapie und sieht sie als „ein psychotherapeutisches Setting, das geschaffen wurde, um sowohl die Ehepartner als auch die transaktionelle Schnittstelle zwischen ihnen, d. h. die Ehe, zu behandeln" (S. 186), und Zuk (1967) beschreibt Familientherapie als „die Technik, die die pathogenen Beziehungen zwischen den Familienmitgliedern exploriert und ihre Balance zu verschieben versucht, um dadurch neue Beziehungsformen zu ermöglichen" (S. 72).

Am Mental Research Institute in Palo Alto wurde eine Variante der Familientherapie entwickelt, die mehr auf einer anthropologischen oder soziologischen als auf einer psychiatrischen Sicht basiert. Als Teil einer größeren Studie über Kommunikation wurde der Versuch unternommen, einen theoretischen Bezugsrahmen zu entwickeln, der die Minimalbedingungen beschreibt, unter denen schizophrene Kommunikation sowohl vernünftig als auch natürlich erscheinen könnte (Bateson, Jackson, Haley u. Weakland 1956). Zu diesem Zweck begannen die anthropologisch orientierten Autoren die Interaktion der „Schizophrenen" mit ihren Familien, das heißt mit ihrer natürlichen Gruppe, zu beobachten. Sie beschrieben die Kommunikation des „Schizophrenen" als eine vernünftige Reaktion auf ein Kommunikationsmuster, das sie als „Doppelbindung" etikettierten und entwickelten ein Therapiemodell, das auf einem ähnlichen therapeutischen Muster basierte und von ihnen „Gegen-Doppelbindung" genannt wurde. Dieses Therapiemodell wurde in der Folge über die Behandlung „Schizophrener in ihren Familien" hinaus auf andere Probleme, mit denen Therapeuten konfrontiert werden, ausgedehnt, und damit auf die menschliche Kommunikation im allgemeinen (Watzlawick et al. 1967). Aus dieser Perspektive entwickelt Haley (1967) was Foucault (1972) als eine „Mutation" bezeichnet, einen Änderungstyp, der die Grenzen um das Konzept der Familientherapie verschiebt und die von Beels und Ferber erwähnte Umkehrung radikal weiterführt. Er schreibt, daß „die verschiedenen Methoden der Familientherapie, die aufgetaucht sind, scheinen einen Faktor gemeinsam zu haben: das Fokussieren auf das Problem der Koalition sowohl innerhalb der Familien als auch zwischen dem Therapeuten und Familienmitgliedern" (1967a, S. 25). Er fährt fort „... bestimmte Teile einer Familie können für Veränderungen zugänglicher sein als andere. Bei Schizophrenie zum Beispiel können die Eltern und das schizophrene Kind das Dreieck sein, daß sich am resistentesten für Veränderungen herausstellt, so daß die Behandlung einer anderen Sektion der Familie bessere Resultate bewirken kann. Diese Möglichkeit vorzuschlagen zeigt schon an, welch rapider Wandel in der Psychiatrie stattgefunden hat. Noch vor wenigen Jahren hielt man Versuche, Psychotherapie mit einem Schizophrenen durchzuführen für Zeitvergeudung. Seit einiger Zeit erscheint es sinnlos nur den Schizophrenen zu behandeln wegen seiner Verstrickung mit seinen Eltern (und dem Mitarbeiterstab im Krankenhaus), die deshalb auch in die Therapie einbezogen werden sollten. Jetzt ist es sogar vorstellbar, daß der Schizophrene behandelt werden kann, ohne je an der Therapie teilgenommen zu haben, da man sich vorstellen kann, daß eine Veränderung bei ihm bewirkt werden kann, wenn sich ein anderer Teil der erweiterten Familie, in der er lebt, sich verändert (1967a, S. 26).

Tatsächlich beschreiben Pittman, Langsley, Flomenhaft, DeYoung, Machotka und Kaplan (1971) in dem Bericht eines weitgehend ignorierten Familientherapie-Forschungsprojektes (siehe Langsley, Pittman, Machotka u. Flomenhaft 1968), daß sie Familientherapie betreiben mit

„allen, die beteiligt waren ... und die Verhandlungen wurden dann mit dem Personenkreis fortgesetzt, mit dem am natürlichsten die konflikthaften Fragen besprochen werden konnten. Gewöhnlich verringerte sich die Teilnehmerzahl in der Therapie auf zwei oder drei Personen, die am direktesten von der Krise betroffen waren und umfaßte die Entscheidungshierarchie der Familie. Selbst der identifizierte Patient könnte frühzeitig von der Behandlung ausgeschlossen werden. Familientherapie könnte durchweg nur ein einziges Familienmitglied einbeziehen, das vielleicht nicht einmal der identifizierte Patient ist" (S. 262).

Es wird klar, „Familientherapie ist nicht einfach Therapie mit Familien, sondern vielmehr eine Form der Therapie, bei der die identifizierten Patienten zusammen mit ihrem relevanten sozialen Kontext behandelt werden. Dieser kann aus der Kernfamilie bestehen, kann aber auch Freunde und Mitglieder der erweiterten Familie umfassen" (Lange u. van der Hart 1983, S. 18).

Was in aller Welt könnte Familientherapie jetzt bedeuten? Eine Behandlungsmethode, die geschaffen wurde, um eine Geisteskrankheit (z. B. Schizophrenie) eher in kürzerer anstatt in längerer Zeit zu behandeln. Man setzt sich mit einigen Mitgliedern der Familie des Patienten (des Schizophrenen) zusammen und redet mit ihnen, wobei der (sogenannte) Patient ausgeschlossen bleibt, aber vielleicht einige seiner Freunde oder Freunde der Familie mit einbezogen werden? Wie in aller Welt können wir den Begriff Familientherapie denn nun erfassen?

Obwohl diese Zitate hauptsächlich aus einer frühen Phase in der Evolution und Entwicklung der Familientherapie stammen, ist die Situation heute nur wenig besser, selbst unter Familientherapieforschern, die sich um genaue Definitionen bemühen.

Beispielsweise definiert Stanton (1988) Familientherapie oder vielleicht angemessener Systemtherapie

als einen Ansatz, bei dem ein Therapeut (oder ein Team von Therapeuten), der mit unterschiedlichen Kombinationen und Konfigurationen von Menschen arbeitet, Interventionen plant und durchführt, die die Interaktion (den Prozeß, die Arbeitsweise) des interpersonellen Systems und des Kontextes verändert, innerhalb derer ein oder mehrere psychiatrische/Verhaltens-/menschliche Probleme verankert sind. Dadurch wird auch das Funktionieren der Individuen innerhalb des Systems mit dem Ziel verändert, die Probleme zu lindern oder zu eliminieren (S. 9).

Intervention: **1:** ein Zustand des Dazwischenkommens oder -seins. **2:** Eingreifen; Vermittlung; jede Einmischung in die Angelegenheiten anderer.

Gurmans (1988) beschreibt Familientherapie so:

1. Im weitesten Sinne läßt sich Familientherapie durch *die konzeptionelle „Landkarte"* im Kopf des Therapeuten in der Weise definieren, daß sie dann Familientherapie betreiben, wenn sie den Familienkontext fortwährend und systematisch berücksichtigen, gleichgültig wer sich im Beratungszimmer befindet oder wie viele Personen anwesend sind ... Eine verwandte aber etwas engere Definition würde Familientherapie durch *die Intention des Therapeuten bezüglich des Ergebnisses* definieren. Das heißt, durch wen versuchen sie zu beeinflussen – nur durch symptomatische oder gestörte Personen, die Familie als Ganzes[3], oder alle Individuen, einschließlich Nichtfamilienmitglieder, die klinisch relevant sind?

2. Die restriktivste Position fokussiert nur auf *die in der Sitzung anwesenden Personen*. Nach diesem Kriterium könnte die Behandlung eines Individuums nicht in die Definition von „Familientherapie" aufgenommen werden, gleichgültig wie die konzeptionelle Landkarte oder das intendierte Ergebnis des Therapeuten auch aussehen mag. Familientherapie erfordert die Gegenwart und Behandlung von zwei oder mehr miteinander in Beziehung stehenden Individuen (S. 125).

3 Dennoch hat Familientherapie, worauf mein Kollege Ron Kral verweist, kein diagnostisches oder statistisches Handbuch anhand dessen „Krankheit" oder „Gesundheit" der Familien definiert wird.

Epstein (1988) sieht Familientherapie als

> einen therapeutischen Ansatz, der mit der Familieneinheit als System arbeitet, um den Familienmitgliedern dabei zu helfen, Lösungen für Probleme zu finden, die verhindern, daß sie als Individuen und als Familieneinheit zufriedenstellend funktionieren können (S. 120).

Weder Hoffman in ihrem Buch *Grundlagen der Familientherapie* (1981) noch Simon und Stierlin (1984) in ihrem Buch *Die Sprache der Familientherapie: Ein Vokabular*, versuchen „Familientherapie" zu definieren, obwohl Simon et al. tatsächlich die verschiedenen Arten oder Schulen der Familientherapie beschreiben. Zum Beispiel:

> Dem strukturell orientierten Therapeuten stellt sich als erste Aufgabe, die dysfunktionalen Strukturen einer Familie, wie Verwischung der Grenzen und Hierarchie, starre pathologische Koalitionsbildungen, zu erfassen. Des weiteren wird er sich darauf einstimmen, wie die Familie fühlt, denkt und spricht, und sich ihre Bilder, Erwartungen und Metaphern zu eigen machen. Nun versucht der Therapeut, die unangemessenen diffusen oder rigiden Grenzen der familiären Subsysteme umzustrukturieren und dadurch effektivere Problemlösestrategien zu ermöglichen … Wo immer möglich, unterstützt er die Eltern in ihren Leitungsfunktionen und wirkt er dysfunktionalen Organisationsformen entgegen, worin die Kinder Elternaufgaben übernehmen (Simon und Stierlin 1984, S. 345).

Für strukturelle Familientherapeuten beinhaltet demnach die Krankheit oder Dysfunktion die strukturelle oder hierarchische Fehlausrichtung der Familienbeziehungen. Bei dem zu behandelnden Patienten oder Klienten handelt es sich um eben diese Struktur, die durch eine strukturelle Diagnose erkannt wird. Die Struktur wird wegen eines Unbehagens („dis-ease"), das aus einer spezifischen Ursache mit charakteristischen Symptomen resultiert, behandelt. Dabei handelt es sich insbesondere um die sogenannte „psychosomatische Familie" und allgemeiner um „verstrickte und auseinanderstrebende Familien". Auf diese abstrakte Struktur der Familienbeziehungen fokussiert Familientherapie im allgemeinen und strukturelle Familientherapie im besonderen und *nicht* auf die Familienmitglieder als Gruppe oder auf die einzelnen Familienmitglieder.

Gelegentlich ist es für einen Familientherapeuten schwer zu erkennen, daß es sich bei der Therapie, die er anschaut (oder über die er liest), *wirklich* um Familientherapie handelt. Denn Sie hören vielleicht Weakland (1982) über „‚Familientherapie' mit Individuen" reden, und womöglich lesen Sie bei de Shazer und Berg (1984), daß sie Ehetherapie mit nur einem der Partner durchführen. Vielleicht sollten wir uns für eine Definition entscheiden, die einem Workshop-Teilnehmer einmal vorgeschlagen wurde: Familientherapie ist das, was Familientherapeuten tun, wenn sie sagen, sie würden Familientherapie betreiben.

Zweifelsohne sind diese Zitate nicht erschöpfend oder vollständig und sie wurden nicht wahllos ausgewählt. Die Beispiele wurden bewußt gewählt, um Ihnen, dem Leser, eine Vorstellung von den Schwierigkeiten zu vermitteln, die Therapeuten, Lektoren und Autoren bei der Definition von Begriffen haben. Viele andere Zitate von zahlreichen anderen Autoren, die über Familientherapie schreiben, hätten ausgewählt werden können und auch sie hätten die gleiche Schwierigkeit, den Begriff Familientherapie zu erfassen, demonstriert. Überraschenderweise ist das, was das Etikett Familientherapie beinhaltet, nicht klarer als das, was es ausschließt.
Vielleicht muß man Familientherapeuten bei der Arbeit beobachten, um herauszufinden, was Familientherapie ist. Es ist dann deutlich zu sehen, daß zwei oder mehr Leute (also zumindest ein Familientherapeut und zumindest ein Klient oder Patient) zusammensitzen und reden (eher eine kurze als eine längere Zeit). Worüber sie reden und wie sie darüber reden, ist völlig unterschiedlich, aber in der Regel wird über etwas geredet, was für den Klienten problematisch ist. Dabei wird häufig auf die interaktionellen Aspekte des Unbehagens („dis-ease") fokussiert (diese jetzt Klient genannte Person kann, aber muß nicht unbedingt anwesend sein).

Aber vielleicht wäre für einen naiven Beobachter nur die Tatsache offensichtlich, daß zwei oder mehr Leute zusammensitzen und miteinander reden. Möglicherweise ist das naive Beobachten einer Familientherapie ähnlich der Erfahrung, wenn man zum ersten Mal durch ein Mikroskop blickt und nichts als Blasen, Haare und Würmer sieht, anstatt der Mikroorganismen, die ein geübter Beobachter sieht.

Obwohl diese mehr oder weniger vereinheitlichte Definition den Minimalkriterien für eine Interpretation des Begriffes Familientherapie genügt, würde sich diese Definition schwerlich dazu eignen, um irgendeine Therapiesitzung eines anderen Therapieansatzes auszuschließen. Das Schwierige am Begriff „Familientherapie" besteht darin, daß es nicht einfach ist, „Familientherapie" von „Nicht-Familientherapie" zu unterscheiden. Dadurch geht dem Begriff der Unterschied, der einen Unterschied macht, verloren.

Der obige Versuch, den Begriff „Familientherapie" zu erfassen wäre nur dann erfolgreich, wenn sie, die Leser, in der Lage wären, herauszufinden, was allen Beispielen gemeinsam ist und sie folglich den Begriff „Familientherapie" auf den nächsten Fall, ein neues Beispiel anwenden und sagen könnten, daß sich das Beispiel entweder „innerhalb" oder „außerhalb" der Definition des Begriffes befindet. Sollte das fehlschlagen, heißt das noch nicht, daß der Begriff falsch ist. Seine Eigenart läßt sich vielleicht doch noch zeigen.[4] Die Situation hat zumindest einen wesentlichen, wünschenswerten Aspekt: Sie verhindert, daß irgendeine Familientherapie-Schule beansprucht, Vertreter der „wahren" Familientherapie zu sein.

Familienähnlichkeitsbegriffe[5]

Der Philosoph Ludwig Wittgenstein analysiert solche schlecht definierten oder verschwommenen Begriffe wie den Begriff der Familientherapie und bezeichnet sie als „Familienähnlichkeitsbegriffe", d. h. als Begriffe ohne einheitliche Definition, Begriffe, zu denen bestimmte Ähnlichkeiten gehören, die deutlich auf der Hand liegen und andere, die ausgedehnter Beobachtungen und Gedankenarbeit bedürfen. „Wir sehen ein kompliziertes Netz von Ähnlichkeiten, die einander übergreifen und kreuzen. Ähnlichkeiten im Großen und Kleinen" (Wittgenstein 1971: § 66). Wahrscheinlich ist der Vergleich unterschiedlicher Familientherapie-Methoden der einzige Weg, um

4 Beispielsweise können wir auf die Berufsverbände verweisen, die die Einheitlichkeit des Konzeptes „Familientherapie" zeigen.

5 Die Verwendung des Wortes „Familie" als Teil der Vorstellung der „Familienähnlichkeit" hat mit Familien per se oder mit Familientherapie nicht das geringste zu tun. Dieses Wort im Begriffsnamen soll nur die Vorstellung verdeutlichen, daß die Ähnlichkeit der definierenden Bestandteile eines Begriffesvergleichbar ist mit den Ähnlichkeiten, die man zwischen verschiednen Mitgliedern derselben Familie findet.

zu klären, was unter dem Begriff Familientherapie zu verstehen ist. Interessanterweise führt uns die Vielfalt und Unterschiede der Familienähnlichkeitsbegriffe in viele Richtungen. Diese Vielfalt erzwingt eine Beachtung des Kontextes sowie eine solche Verwendung des Begriffes, die uns vor allen möglichen Torheiten bewahrt.

Wittgensteins klassisches Beispiel eines Familienähnlichkeitsbegriffes ist der Begriff „Spiel". Wir alle glauben zu wissen, was ein Spiel ist. Es erweist sich aber, daß eine eindeutige Definition nicht möglich ist. Nehmen wir Basketball als Beispiel eines Spiels. Es gibt zehn Spieler, fünf auf jeder Seite. Es gibt einen kugelförmigen Ball, der entweder von einem Spieler zum anderen gepaßt oder getrippelt wird, bis man ihn auf einen Korb wirft. Manche Würfe zählen drei Punkte, manche zwei und manche einen, etc. Nehmen wir jetzt eine andere Aktivität, die Spiel genannt wird: Poker. Eine vergleichbare Beschreibung wäre sehr unterschiedlich, und dennoch wissen wir intuitiv, daß Basketball und Poker beides Spiele sind. Sicherlich ist bei beiden der Wettbewerbscharakter ähnlich: Eine Mannschaft oder ein Spieler gewinnt, während andere verlieren. Auch Solitär ist ebenfalls ein Spiel. Es ist irgendwie dem Pokerspiel recht ähnlich und dennoch sehr verschieden. Und dann gibt es Grenzfälle: Spielt eine Mannschaft, die Basketball trainiert, ein Spiel? Wie steht es mit dem, der allein in der in der Einfahrt spielt, oder mit den Diagrammen, die der Trainer an die Tafel malt?

Obwohl die in diesem Buch vorkommenden Begriffe manchmal weitgehend getrennt und unabhängig voneinander behandelt werden, stehen sie doch auch in einer Beziehung zueinander. Leser und Autor werden sie beim Lesen gelegentlich miteinander verknüpfen, um die kulturellen Tätigkeitsmuster, die als das Lesen eines Buches bekannt sind, hervorzubringen. Vielleicht stellen sie, der Leser, andere Verbindungen her als ich. Lesen ist schließlich eine kreative Aktivität.

Die Begriffe, die unter der allgemeinen Überschrift Familientherapie behandelt werden, wie der Begriff Familientherapie selbst, sind nicht so einfach wie sie auf den ersten Blick erscheinen. Die meisten Begriffe sind nicht eindeutig zu definieren, wie es Wörterbücher suggerieren. Alle in diesem Buch behandelten Begriffe sind Familienähnlichkeitsbegriffe. Eine einheitliche Definition ist nicht möglich, weil die Beispiele eines jeden Konzeptes, wie auch die unterschiedlichen Definitionen von Familientherapie jeweils, Aspekte umfassen, die bei anderen unter demselben konzeptuellen Etikett klassifizierten Beispielen fehlen.

Es ist gleichermaßen klar, daß jedes einzelne Anwendungsbeispiel eines Begriffs irgendwie den anderen durch ihn kategorisierten Beispielen ähnelt. Es geht wohl nicht zu weit, wenn man sagt, daß eine Definition der Familientherapie einer anderen ähnelt, wie eine musikalische Variation ihrem Thema: Allerdings ist das Thema nicht wie manchmal beim Jazz vorgegeben.

2. Der Begriff „System"

Im Diskurs der Familientherapie erscheint der Begriff „System" wohl häufiger als jedes andere Wort. Dies ist kein Zufall, da es unter Familientherapeuten die weitverbreitete Annahme gibt, daß es die „Systemtheorie" oder „systemische Theorie" oder „Allgemeine Systemtheorie" ist, die die Modelle oder Schulen der Familientherapie miteinander verbindet. Die „Systemtheorie" wird von vielen als Wesenskern der Familientherapie angesehen.

> Die Allgemeine Systemtheorie beeinflußte die Familientherapie auf zwei Arten. Sie stellte einen konzeptionellen Rahmen zur Verfügung, den manche Menschen für brauchbar hielten, um Familienphänomene zu beschreiben und sogar zu erklären. Die Tatsache, daß sie so abstrakt ist, führte jedoch zu großer Verwirrung ... (Lange u. van der Hart 1983, S. 6).

Nach dem Wörterbuch:

> **System, 1.** eine Reihe oder Anordnung von Dingen, die so aufeinander bezogen oder miteinander verbunden sind, daß sie eine Einheit oder ein organisches Ganzes bilden; **2.** die Welt oder das Universum; **3:** der als ein funktionierender Organismus angesehene Körper. **4.** eine Reihe von Fakten, Prinzipien, Regeln etc., die in einer geregelten, ordentlichen Form klassifiziert oder angeordnet sind, um einen logischen Plan zu zeigen, der die verschiedenen Teile verbindet.

Nach dieser Definition bleibt uns nichts anderes übrig, als einen kleineren Rahmen zu wählen und eine relativ frühe Definition des Begriffes „System" in den therapeutischen Diskurs einzuführen:

System ... eine Reihe von Objekten zusammen mit Beziehungen zwischen den Objekten und zwischen ihren Merkmalen (Hall u. Fagen 1956, S. 18).

Das ist allerdings selbst für die ungemein abstrakte Allgemeine Systemtheorie viel zu unspezifisch und sagt uns immer noch nicht, von welcher Art System Familientherapeuten und Kurztherapeuten sprechen, wenn sie den Begriff verwenden.

Wie Lynn Hoffman (1971) bemerkte, ist „die Frage, was ein System ist, sehr verzwickt". Ihrer Ansicht nach „ist das die verbreitetste Definition: jedes Ganze, dessen Teile sich in Wechselbeziehung miteinander verändern und das durch das Korrigieren von Fehlern ein Gleichgewicht behält" (S. 286).

Wie können wir „System" innerhalb des Bezugsrahmens der Familientherapie interpretieren?

Nachdem wir es bis zu dieser Stelle aufgeschoben haben, den allgegenwärtigen, weitverbreiteten Begriff „System" als zentrale Konzeption der Familientherapie zu definieren, liegt man nicht falsch, die von Simon et al. (1984) für diesen Kontext formulierte Definition zu übernehmen:

> In allgemeinster Definition ist ein „System" eine aus irgendwelchen Elementen (materieller oder geistiger Art) geordnet zusammengesetzte Ganzheit ... Sowohl die allgemeine Systemtheorie als auch die Kybernetik beschäftigen sich mit den Funktionen und strukturellen Gesetzmäßigkeiten, die für alle Systeme – unabhängig von ihrer materiellen Beschaffenheit – gelten. Allen systemtheoretischen Überlegungen liegt die Erkenntnis zugrunde, daß ein System in seiner Ganzheit sich qualitativ neu und anders verhält als die Summe seiner isoliert betrachteten Einzelelemente (Simon et al. 1984, S. 355).

Dieser „Kybernetik", die Simon et al. (1984) als Vergleich mit dem Begriff „System" verwenden

> liegt die Annahme zugrunde, daß Funktionen wie Steuerung, Regelung, Informationsaustausch und -verarbeitung bei Ma-

> schinen, Organismen und sozialen Gebilden gleichen Prinzipien folgen (S. 208).

Die Definition von Simon et al. ergibt innerhalb des Kontextes, in dem der Begriff System in Kapitel 1 verwendet wurde, eindeutig einen Sinn. Aber über welche Art von System reden Familientherapeuten?

> Die Familie als System. Der so abgeleitete Begriff von Regeln in der Interaktion von Familien ist vereinbar mit der grundlegenden Definition eines Systems als „stabil in bezug auf gewisse seiner Variablen, wenn diese Variablen die Tendenz haben, innerhalb bestimmter festgelegter Grenzen zu bleiben". Die Theorie der Familienregeln paßt zu der Anfangsdefinition eines Systems als „stabilen Bezug auf gewisse seiner Variablen, wenn diese Variablen die Tendenz haben, innerhalb definierter Grenzen zu bleiben". In der Tat legt das eine formalere Betrachtung einer *Familie als System* nahe. Ein solches Modell wurde von Jackson („The Question of Family Homeostasis". Psychiatric Quarterly 31, 79, Teil 1 (1957); Supplementum) vorgeschlagen, als er den Begriff der Familienhomöostase einführte. Die Erfahrungstatsache, daß die Besserung eines psychiatrischen Patienten oft drastische Rückwirkungen auf die Familie hat (Depressionen, psychosomatische Störungen oder ähnliche Krisen bei anderen Familienmitgliedern), führte ihn dazu, diese Reaktionen und daher auch die Krankheit des Patienten als „homöostatische Mechanismen" zu betrachten, deren Funktion es ist, das gestörte System wieder in seinen, wenn auch noch so prekären oder pathologischen, Gleichgewichtszustand zurückzubringen (Watzlawick et al. 1985, S. 128).

Das heißt, daß die Familie im Diskurs der Familientherapie betrachtet werden kann, als wäre sie ein System, oder besser, die Familie läßt sich weitgehend mit den Instrumenten beschreiben, mit denen ein System beschrieben wird. „Die Familie kann in vieler Hinsicht als ein System angesehen werden: ein Kommunikationssystem, ein Machtsystem, ein affektives System" (Lange u. van der Hart 1983, S. 7). Die Familie kann auch als ein soziales System, ein Verhaltenssystem, ein Interaktionssystem, ein kulturelles System, ein Spielsystem, ein biologisches System, ein emotionales System, ein Beziehungssystem etc. beschrieben werden. Jedenfalls ist „System" eine Abstraktion, die die Wahrnehmung beinhaltet, daß das Ganze sich von der Summe der Teile des Systems unterscheidet und daß Systeme, gleichgültig, welche Teile oder Elemente beteiligt sind, einer allgemeinen Regel zu folgen scheinen. „Die Familie ist insofern ein System, als eine Veränderung eines Teils des Systems eine kompensatorische Veränderung in anderen Teilen des Systems nach sich zieht" (Bowen 1966, S. 152).

Es gibt andere Definitionen aus dem Bereich der Soziologie und Philosophie, zum Beispiel diese von Anthony Wilden (1980):

> Ein System unterscheidet sich von seinen Teilen durch seine Organisation ... Das Verhalten des Ganzen ist komplexer als die „Summe" des „Verhaltens" seiner Teile. Da jedoch die Organisation des Ganzen *Beschränkungen* auf das „Verhalten" der Teile auferlegt, müssen wir auch erkennen, daß die semiotische Freiheit jedes Subsystems in sich selbst größer ist als ihre semiotische Freiheit als Teil des Ganzen, und sie kann in der Tat größer sein als die des Ganzen (S. 202 f.).[1]

Demnach hat für Wilden ein individuelles Wort oder ein Verhalten, wenn es für sich allein steht, eine größere Bedeutungsfreiheit, als wenn es Teil einer Konversation oder Interaktion ist. Die Bedeutung eines Wortes oder eines Verhaltens ist eingeschränkt oder begrenzt vom jeweiligen System, da seine Bedeutung Gegenstand der Verhandlungen ist.

1 **Semiotisch, 1.** von Zeichen oder Zeichensprache; **2.** in der Medizin (A) von Symptomen, (B) sypmtomatisch.

Die Definition des Wörterbuches könnte zu einer auf strukturalistischem Denken basierenden Fehlinterpretation führen, nämlich zu der Annahme, daß Zeichen Symptome einer tiefen Bedeutung sind, das heißt Chomskys Idee (1968), daß Zeichen nichts anderes sind als Oberflächenmanifestationen einer Tiefenstruktur, bei der die Bedeutung liegt. Semiotik darf nicht mit Syntax verwechselt werden, die mit der Beziehung zwischen Wörtern und Satzstrukturen befaßt ist, oder der Semantik, bei der es um die Beziehung zwischen dem Zeichen und seiner Bedeutung geht. In diesem besonderen Diskurs wäre Semiotik wohl besser definiert als ein Untersuchungsbereich, der die pragmatische Beziehung zwischen a) Zeichen, b) Zeichengeber und c) Zeichenempfänger untersucht (siehe die Kapitel 3 und 5).

Obwohl sowohl Simon et al. (1984) als auch Wilden (1980) von „Verhalten" sprechen, bedeutet für ersteren ein System etwas Geistiges oder Materielles, für letzteren dagegen enthält ein System Zeichen und Bedeutungen. Dies scheint mit der Definition von Watzlawick, Beavin und Jackson (1967) übereinzustimmen, wonach „zwischenmenschliche Systeme ... zwei oder mehrere Kommunikanten (sind), die die Natur ihrer Beziehung definieren" (S. 116).

Wie wir weiterhin sehen werden, haben diese sehr unterschiedlichen Definitionen schlimme Folgen, da sie im Bereich der Familientherapie (und verwandten Bereichen) ein heilloses Durcheinander schaffen.

Bevor wir weitergehen, wollen wir festhalten, daß Systeme im allgemeinen die folgenden Merkmale oder Eigenschaften haben:

1. **Ganzheit**: Eine Veränderung in einem Teil des Systems beeinflußt notwendigerweise das ganze System.
2. **Übersummativität**: Das Ganze unterscheidet sich von der Summe seiner Teile.
3. **Äquifinalität, Multifinalität**: *Äquifinalität* bedeutet, daß der Endzustand von verschiedenen Ausgangszuständen aus bzw. durch verschiedene Wege erreicht werden kann; *Multifinalität* bedeutet, daß ähnliche Anfangsbedingungen bzw. die Benutzung unterschiedlicher Wege zu nicht ähnlichen Endzuständen führen kann.
4. **Zirkuläre Kausalität, Nichtlinearität**: „Eine Folge von Ursachen und Wirkungen, die zur Ausgangsursache zurückführt und diese bestätigt oder verändert" (Simon et al., S. 393), wird der Linearität gegenübergestellt, bei der „keine Rückkoppelung vorliegt, d. h. die Ursache-Wirkungs-Sequenz nicht zum Ausgangspunkt zurückführt" (Simon et al., S. 214).

Ein systemisches Wirrwarr

Nach Auerswald (1987) haben sich in der „Familientherapie" fünf unterschiedliche „Paradigmen" (Auerswald definiert seinen Gebrauch des Begriffes nicht, er scheint ihn allerdings weitgehend im Kuhnschen Sinne zu verwenden)[2] entwickelt, von denen jedes auf einer anderen Definition der Familientherapie basiert:

1. Ein *psychodynamisches* Paradigma, in dem eine Familie als eine Gruppe definiert wird, die sich aus den sich verzahnenden psychodynamischen Mustern ihrer Mitglieder zusammensetzt ...;
2. Ein *Familiensystem*-Paradigma, das die Familie als ein System definiert, das unabhängig operiert, aus dem individuelle psychodynamische Muster hervorgehen, u.a. solche, die Symptome schaffen;
3. Ein allgemeines *System*-Paradigma, in dem eine Familie als ein System definiert wird, das mit allen Systemen isomorphe Charakteristiken teilt.
4. Ein *kybernetisches System*-Paradigma, das ein System, einschließlich eines Familiensystems, in Begriffen eines zirkulären Informationsflusses und zirkulärer Regelmechanismen definiert; und
5. ein *ökologisches System-(ökosystemisches)* Paradigma, das eine Familie als ein koevolutionäres Ökosystem definiert, das sich in evolutionärer Raumzeit befindet (S. 321 f.).

Sowohl aus Kapitel 1 als auch aus den bisher behandelten systemischen Ansätzen ergibt sich eine einfache Substitutionsgleichung:

Individuum = Familie
Psyche = System

Das Individuum ist einfach ersetzt worden durch die Familie und die Psyche durch das System. Das heißt, daß in „Familientherapiesitzungen die Familie ‚der Patient' ist, und nicht das Individuum" (Wynne 1971, S. 100).

Gerald Ericksons Kritik (1988)[3] verweist auf die Schwierigkeiten, die sich aus dieser Substitution ergeben:

2 Paradigma, „was die Mitglieder einer wissenschaftlichen Gemeinschaft teilen, und umgekehrt besteht eine wissenschaftliche Gemeinschaft aus Menschen, die ien Paradigma teilen" (Kuhn 1970, S. 176). (A. d. Ü.: Dieses Zitat steht nicht in der deutschen Ausgabe. Es ist in dem der zweiten amerikanischen Auflage beigefügten Nachwort enthalten.)

3 Wir wollen momentan die zahlreichen anderen Ungereimtheiten in Ericksons Arbeit ignorieren, zum Beispiel die Verwechslung von Landkarte, Interpretation und Territorium (siehe de Shazer 1988).

> Die von der systemischen Familienanalyse gelegten Fallen tauchen überall auf, und man kann ihnen nur schwer entkommen. Das gegenwärtig *vorherrschende zirkuläre systemische Paradigma*, das von drei mächtigen und negativen Idealen unserer Zeit gekennzeichnet ist, dem Anti-Humanismus, dem Anti-Subjektivismus und dem Anti-Historizismus, hat *unausweichlich* zu Formen der Analyse geführt, bei denen Familien als geschlossene Systeme behandelt werden, wo den Beziehungen zwischen den Mitgliedern eine Vorrangstellung eingeräumt wurde, eine Teilung der Beziehungen in manifeste / latente Funktionen vorausgesetzt wird und wobei nur der Therapeut das Privileg hat, latente Funktionen zu interpretieren. Keine der wesentlichen menschlichen Probleme unserer Zeit läßt sich innerhalb eines *systemischen Paradigmas* adäquat ansprechen oder behandeln, sei das nun die Mißhandlung von Kindern, die Situation früher hospitalisierter Individuen, Geschlechterungleichheit, Probleme der Gewalt in der Ehe oder soziale Ungleichheit. *Entweder können solche Probleme innerhalb einer systemischen Sicht nicht wahrgenommen werden … oder, wenn sie wahrgenommen werden, verschwinden sie notwendigerweise in einer Reihe verknüpfter und zirkulärer Beziehungen, deren Summe angeblich dem Ziel der Kohärenz und dem Passen dient, homöostatisch und hilfreich ist, von der Familie benötigt wird und erwünscht ist* (S. 225 f.) [Hervorhebung vom Verf.].

Durch seinen Gebrauch des Begriffes *ein systemisches Paradigma* legt Erickson nahe, daß seine Kritik ohne Ausnahme für alle und jede systemische Paradigmen universell gültig sei. Seine Kritik läßt jedoch zumindest die Frage nach den Grenzen offen: Über welches System spricht er? Zuerst spricht Erickson über das „Familiensystem", dann wechselt er offensichtlich zu einigen größeren sozialen Systemen. In jedem Fall möchte er uns glauben machen, daß „Kohärenz, Passen, Homöostasis" (Begriffe, die Bestandteile eines Modells sind, vielleicht auch von mehr als einem Modell, aber nicht von allen, oder vielleicht eines Paradigmas, aber nicht aller) Begriffe sind, die von allen systemischen Denkern benutzt werden und daß deshalb alle systemischen Paradigmen auf irgendeine Art und Weise inadäquat sind. Vincent Fish (1990) schließt sich Erickson in diesem Wirrwarr an, wenn er die Inadäquatheiten *des systemischen Paradigmas* (S. 21–24) kritisiert – als ob es nur eines gäbe – und sich für ihn das systemische Paradigma auf die Ansichten, die aus der Arbeit von Gregory Bateson entwickelt wurden, reduziert.

An diesem wirren Durcheinander ist zumindest teilweise die Umkehrung der Hierarchie schuld, der einfachen Substitution von Begriffen, die den Therapeuten immer noch als den unabhängigen Beobachter dessen ansehen, was er beobachtet, das heißt also der schon längst von der Wissenschaft und Philosophie des zwanzigsten Jahrhunderts verworfenen Trennung von Subjekt und Objekt (siehe Wechsler 1978). Viele Familientherapeuten legen für diese Trennung, wie wir sehen werden, ein Lippenbekenntnis ab.

Hall und Fagan (1956), Pioniere der Allgemeinen Systemtheorie, stellen in diesem Zusammenhang eine immer noch berechtigte Frage: Wann gehört ein Objekt zu einem System, und wann gehört ein Objekt zur Umgebung des Systems?

> Wenn ein Objekt zusammen mit einem System in der oben beschriebenen Weise reagiert, sollte es dann nicht als Teil des Systems betrachtet werden? Die Antwort ist keineswegs eindeutig. In einem gewissen Sinn bildet ein System zusammen mit seiner Umwelt das Universum aller in Betracht zu ziehenden Dinge in einem bestimmten Kontext. Die Trennung dieses Universums in zwei Teile, System und Umwelt, kann in verschiedener Weise vorgenommen werden und ist in der Tat ganz willkürlich … (S. 20).

Im großen und ganzen war es der Familientherapie nicht klar, daß die Familientherapie selbst als ein System betrachtet oder beschrieben werden kann. Sie war blind gegenüber den mit einem systemischen Therapieansatz verbundenen Problemen – daß nämlich die systemischen Merkmale und Eigenschaften zur Beschreibung des therapeutischen Systems als solchem gehören. Das heißt, daß das, was in der Therapie geschieht, durch die Anwendung der Systemtheorie beschrieben und analysiert werden kann. Die Interaktion des Therapeuten mit dem Klienten läßt sich als eine Verknüpfung ansehen, die es nicht gestattet, den Therapeuten abzutrennen und ihm eine losgelöste, unabhängige Beobachterposition zuzuweisen. In der Therapie sind der Klient oder die Klienten und der Therapeut die „Kommunikanten, die die Natur ihrer Beziehung definieren" (Watzlawick et al. 1967, S. 116). Wie wir in den obigen Beispielen gesehen haben (Ericksons und Fishs Kritik) und wie wir wieder in Kapitel 3 sehen werden, führt die Aufsplitterung eines Systems in seine Einzelteile zu Scheingegenüberstellungen und pathologischer Kommunikation (Wilden 1980). Die systemische Revolution ist nicht systemisch genug. Sie ist nicht weit genug gegangen.

Wenn man folglich über „Familien*therapie*", nicht über Familien in Therapie, spricht, ist es notwendig, ein sechstes Paradigma hinzuzufügen („Paradigma" wird hier im Auerswaldschen Sinne verwendet), und zwar die *Therapiesituation als System* (de Shazer 1982a, 1982b), die das zu betrachtende System als ein System definiert, das die Konstruktion eines zweckgerichteten Systems beinhaltet. Dieses System setzt sich aus (a) dem Therapeuten-Subsystem, (b) dem Klienten-Subsystem, (c) dem zu lösenden Problem bzw. der zu entwickelnden Lösung und (d) den Interaktionen und Wechselbeziehungen zwischen den ersten drei zusammen (de Shazer 1985, 1988).

Die Nützlichkeit dieser Unterscheidung, nämlich (a) Familientherapie als mit dem *Familiensystem* (den fünf „Paradigmen" Auerswalds) befaßt und (b) Therapie mit der *Therapiesituation als System* befaßt zu sehen, wird in den nachfolgenden Kapiteln untersucht. Jede Perspektive führt zu einer methodologischen Grenzziehung um ein anderes Interessensgebiet und hat tiefgehende Auswirkungen und Konsequenzen darauf, wie Therapeuten ihre Arbeit und ihre Lage sehen.

Seit Freuds Bemühungen, eine wissenschaftlichen Psychologie zu entwickeln, hat der therapeutische Diskurs versucht, wissenschaftlich zu sein, wissenschaftliche Metaphern zu verwenden, folglich von positivistischen Annahmen auszugehen und wissenschaftlichen Untersuchungsmethoden nachzueifern. Das ist sicherlich ein Ansatz, um disziplinierte Beobachtungen zu machen und das Geschehen dann mit einer gewissen Strenge zu beschreiben. Es gibt allerdings keinen Grund, dem positivistischen Standpunkt oder dem positivistischen Paradigma ein Privileg einzuräumen.

Die von der Familientherapie aus der Physik entlehnten Metaphern oder Erklärungsmetaphern (mit einer Barriere zwischen den Teilnehmern) entfernen den Familientherapiediskurs von der Sprache, weg vom Beobachten dessen, was Klienten und Therapeuten in der Therapie tun. Beim Gebrauch dieser Art von Metaphern wird das, was dahinter oder darunter verborgen liegt, für grundlegender gehalten als das, was in der Therapie tatsächlich beobachtet werden kann. Die Erklärungsmetapher gewinnt gegenüber der Sprache einen Vorrang und verbirgt oder verdunkelt das, was in jeder Therapie am leichtesten zugänglich ist, nämlich das Gespräch.

Natürlich trifft diese Situation nicht nur auf die gegenwärtige Familientherapie zu. Therapeuten haben auf der Suche nach dem Ursprung der Probleme ihrer Klienten traditionell einen großen Teil ihrer intellektuellen Anstrengungen verschiedenen Arten von Analysen gewidmet und hofften dabei, daß ein Verständnis der Ätiologie zu einer Lösung des Problems des Klienten führen würde. Während man zu Zeiten Freuds das Problem in der Psyche liegen sah (innerhalb der Person und hinter den Wörtern), sah man in der Familientherapie das Problem im System liegen (außerhalb der Person, aber dennoch hinter den Wörtern). In beiden Fällen haben die Erklärungsmetaphern, Psyche und System, ihren Status als Metaphern verloren und sind real genug geworden, um als weitaus bedeutsamer für die Therapie angesehen zu werden, als die im Gespräch verwendeten Wörter.

Es ist natürlich insgesamt zu einfach, Begriffe und Erklärungsmetaphern zu verdinglichen. Der kleine Satzteil „als ob" wird nur zu leicht ignoriert und versehentlich vergessen oder bewußt weggelassen. Es ist nur ein kleiner Schritt von „Die Familie läßt sich betrachten, als ob sie ein System wäre" zu „Die Familie ist ein System", von der Aussage „Die Regeln der Allgemeinen Systemtheorie helfen uns, das, was wir an den Familien beobachten, zu verstehen" zu der Aussage, „Die Familie tut das , was sie tut, weil sie ein System ist". Diese Art von falschem Verständnis verdinglicht Begriffe und läßt den gesamten Diskurs zu Spekulationen über Ursachen werden, ähnlich einer Verhaltenserklärung, die das Verhalten auf „Ichschwäche" zurückführt. Wie das Ich ist das System nirgendwo, weil es nicht existiert.

Dagegen benötigen wir einige, hoffentlich wenige, klare und einfache Beschreibungen dessen, was in einer erfolgreichen Therapie geschieht. Mit Hilfe dieser Beschreibungen lassen sich Ideen, wie man Patienten oder Klienten bei Veränderungen helfen kann, mit denen sie zufrieden sind, direkt aus der Therapiepraxis ableiten. Mit Einwegspiegeln und Videobändern ist es heute möglich, erfolgreiche

Therapien zu beobachten. Man ist nicht mehr länger auf die Geschichten der Teilnehmer angewiesen. Therapie muß auf eine solche Art und Weise beschrieben werden, daß Therapeuten verstehen, was sie zu tun haben und wie sie es zu tun haben. Es ist offensichtlich, daß eine Beschreibung dessen, was im Kontext der Therapie geschieht, mit Hilfe einer Reihe von äußerst einfachen und klaren Prinzipien konstruiert werden muß.

Bei der Theoriekonstruktion handelt es sich „immer um die Anwendung einer Reihe äußerst einfacher Grundsätze, die jedes Kind weiß, und die – enorme – Schwierigkeit ist nur, sie in der Verwirrung, die unsere Sprache schafft, anzuwenden … Die Schwierigkeit aber, die einfachen Grundsätze anzuwenden, macht einen an diesen Grundsätzen selbst irre" (Wittgenstein 1975a, §133).

„Wenn man menschliches Verhalten auf eine bestimmte Art untersucht", so Scheflen (1969a), „weist alles darauf hin, daß man in jeder untersuchten Interaktion eine verläßliche, bestimmte Ordnung oder ein Muster findet. Die notwendigen Untersuchungsstrategien sind wie folgt:

> Zuerst muß man sich auf einen Bezugsrahmen einigen. Man muß auf eine *Form* des Verhaltens fokussieren und in diesem Stadium der Versuchung widerstehen, Eigenschaften zu abstrahieren, wie man das in einer Persönlichkeitsstudie tut. Man sollte Abstand nehmen von Schlußfolgerungen über den das Verhalten vermittelnden, geistigen oder physiologischen Prozeß, die eine ‚black-box' erforderlich machen.
> Zweitens müssen ihre Beobachtungen *aus erster Hand* sein und dürfen nicht durch direktes oder indirektes Befragen des Patienten gewonnen worden sein; er kann Ihnen nicht adäquat beschreiben, was er tut. Er wird Ihnen *Gefühle über* Verhalten oder idiosynkratische oder kulturelle Mythen über Verhalten erzählen. Solche Daten sind für Schlußfolgerungen oder die Untersuchung von Mythensystemen nützlich, nicht aber für die Bestimmung von Verhaltensmustern.
> Drittens dürfen Sie sich nicht zufrieden geben, Verhaltenseinheiten zu isolieren und sie einfach zu messen oder sie zu zählen. Wir sind interessiert an den *Beziehungen* der Elemente oder Ereignisse, an der Konfiguration, dem Muster (S. 209 f.).

Für Scheflen (1969b)

> hat es nicht viel Wert, Begriffe wie Psyche beizubehalten, um direkt beobachtbares Verhalten zu bezeichnen. Die beobachtbare Tätigkeit des Organismus können wir Verhalten nennen, und wir reservieren den Begriff Psyche für den Eindruck, den ein Patient von seinem eigenen und anderem Verhalten hat (das heißt „Wirklichkeit"). Wir können sofort die Schlußfolgerung ziehen, daß das meiste, wenn nicht sogar alles Wissen eines Patienten über sich selbst und die Welt *gelernt* wurde. Sicherlich kam es häufig durch „Einsicht" aus den eigenen Beobachtungen zustande, aber noch häufiger wird es in seiner Familie und seiner Kultur erworben. Es ist so, daß Mitglieder einer kulturellen Tradition nicht nur lernen, welches Verhalten sie in einer bestimmten Situation zeigen müssen, sondern auch, was sie darüber sagen müssen. Was man zu sagen lernt wird zu dem, was man zu denken lernt. Es ist deshalb nicht mehr länger haltbar, psychodynamische Modelle auf linearer Kausalität zu gründen und zu sagen, daß das Denken Verhalten *verursacht*. Denn offensichtlich sind beide durch eine multiple simultane Kausalität wechselseitig verknüpft und hängen mit anderen Aspekten des Organismus und der sozialen Situation zusammen (S. 166).

In ihrem Buch *Naturalistic Inquiry* (1985, S. 37) vergleichen Lincoln und Guba das positivistische Paradigma[4] mit dem, was sie „naturalistisches Paradigma"[5] bezeichnen:

4 Strukturelles Denken, das in den Kapiteln 3 und 4 untersucht wird, scheint in das positivistische Paradigma zu passen.

5 Interaktioneller Konstruktivismus und poststrukturelles Denken, die im Zentrum des Interesses dieses Buches stehen, scheinen gut in Lincolns und Gubas naturalistisches Paradigma zu passen. Ihre Beziehung ist unglücklich, weil sie impliziert, es gäbe oder es könnte ein „nichtnaturalistisches Paradigma" geben. Aus diesem Grunde lasse ich ihre Begriffe fallen und benutze den weiteren Begriff „poststrukturelles Denken" und die allgemeinere Unterscheidung strukturell/poststrukturell (siehe Kapitel 5).

Positivist	Naturalist
REALITÄT ist singulär, greifbar und fragmentierbar.	REALITÄTEN sind multipel, konstruiert und holistisch.
DER WISSENDE und das Gewußte sind voneinander unabhängig, ein Dualismus.	DER WISSENDE und das Gewußte sind interaktiv, untrennbar.
ZEIT- und KONTEXT-unabhängige Verallgemeinerungen sind möglich.	Es sind nur ZEIT- und KONTEXt-abhängige Arbeitshypothesen möglich.
Es gibt REALE URSACHEN, die ihren Wirkungen zeitlich vorausgehen oder mit ihnen gleichzeitig verlaufen.	Alle Entitäten befinden sich in einem Zustand gleichzeitiger gegenseitiger Beeinflussung, so daß es unmöglich ist, URSACHEN von WIRKUNGEN zu unterscheiden.
Untersuchungen sind wertFREI.	Untersuchungen sind NICHT wertfrei.

Obwohl obige Tabelle nur eine Liste von Axiomen ist, die die Gegensätze hervorheben soll und keine umfassende Beschreibung beider Ansichten darstellt, passen Scheflens Sicht und die Sicht der Therapiesituation als eines Systems besser in Lincoln und Gubas naturalistisches Paradigma[6] als in das positivistische Paradigma.

6 Eine vollständige Beschreibung des naturalistischen Paradigmas und ein detaillierter Vergleich mit dem positivistischen Paradigma kann in diesem Buch nicht geleistet werden. Der interessierte Leser wird auf die Lektüre des Buches von Lincoln und Guba verwiesen (1985).

3. Von Grenzen zu Barrieren:

Strukturalistisches Denken

Therapeuten von Sigmund Freud über Salvador Minuchin bis zu Mara Selvini Palazzoli haben versucht, die Bedeutung eines Geschehens dadurch zu ergründen und zu verstehen, daß sie sehen wollten, was hinter den Phänomenen steckte. Für Freud war die Bedeutung in der Psyche zu finden, im Unbewußten, in Träumen; Selvini Palazzoli findet die Bedeutung im System, und für Minuchin liegt die Bedeutung in der „Familienstruktur". Alle suchen nach allgemeinen Gesetzen, die Anhaltspunkte für die Bedeutung des von ihnen Beobachteten bieten. Im Sinne Kuhns (1970) scheint Familientherapie wie auch die Mehrzahl der Therapien seit Freud (und Freud eingeschlossen) strukturalistisches Denken zu exemplifizieren und paßt damit in ein breites strukturalistisches Paradigma.

> **Struktur, 4.** die Anordnung oder Wechselbeziehung aller Teile eines Ganzen; Art der Organisation oder Konstruktion.
> **Strukturell, 1.** bezogen auf Struktur; Struktur haben oder durch Struktur charakterisiert sein.

Für Strukturalisten führt die Untersuchung des Verhaltens – zum Beispiel linguistischer Phänomene – zur Untersuchung der unbewußten Infrastrukturen und zielt darauf ab, allgemeine Gesetze zu entdecken (Levi-Strauss 1963). Beispielsweise gibt es Chomskys (1968, 1980) strukturelle Sicht der Sprache mit einer „Oberflächenstruktur" (den tatsächlich verwendeten Wörtern und Sätzen), deren Bedeutung subjektiv ist und die intern erkannt oder durch einen Transformationsprozeß von einer zugrundeliegenden „Tiefenstruktur" abgeleitet wird.

Strukturelle Linguistik, Sprachstudie, die auf den Annahmen basiert, daß eine Sprache ein kohärentes System formaler Zeichen ist und daß es die Aufgabe einer linguistischen Untersuchung ist, die Art dieser Zeichen und ihrer bestimmten systematischenAnordnungzu erforschen.

Die Arbeit von Bandler und Grinder (1975) ist die klarste, expliziteste Illustration dieses gewöhnlich implizit strukturalistischen Gedankens, der im therapeutischen Diskurs weit verbreitet ist.

Nach strukturalistischer Ansicht läßt sich die Bedeutung eines Zeichens, eines Wortes oder eines anderen Verhaltens durch ihre Signifikanten oder ihre Tiefenstruktur erkennen. (Minuchins „strukturelle Familientherapie" ist nichts anderes als ein Mitglied einer größeren Klasse, die als „Strukturalismus" bezeichnet wird.)

Strukturalismus, eine Bewegung zur Feststellung und Analyse der grundlegenden, relativ stabilen strukturellen Elemente eines Systems, insbesondere in den Verhaltenswissenschaften.

„Im allgemeinen befassen sich Strukturalisten damit, die (menschliche) Welt zu *erkennen* – sie durch detaillierte Beobachtungsanalysen aufzudecken und Landkarten mit ausgedehnten Erklärungsrastern zu erstellen. Ihre Einstellung ist immer noch die traditionelle wissenschaftliche Einstellung der Objektivität, ihr Ziel das traditionelle wissenschaftliche Ziel der Wahrheit" (Harland 1987, S. 2). Traditionelle Formen der Psychotherapie einschließlich der psychodynamischen Kurztherapie und die meisten Familientherapien basieren auf strukturellem Denken, auf einem Standpunkt, der sich hinsichtlich der Problemlösung scheinbar vom gesunden Menschenverstand leiten läßt: Bevor ein Problem gelöst oder eine Krankheit geheilt werden kann, muß man herausfinden, was fehlt, um eine Diagnose zu stellen. Das heißt, sie teilen die Annahme des Strukturalisten, daß eine gründliche Analyse des Problems zu dessen Verständnis und zur eigentlichen Ursache oder Krankheit führt. Worüber sich der Klient beklagt, wird gewöhnlich nur als ein *Symptom* von etwas anderem aufgefaßt. Diese strukturalistische Idee ist tatsächlich dem Wort „Symptom" inhärent.

Symptom, 1: ein Zustand, der von einer Krankheit begleitet wird oder aus ihr resultiert und bei der Diagnose als Hilfe dient; **2:** Ein Anzeichen; das, was auf die Existenz oder das Auftreten von etwas anderem hinweist. Syn: Hinweis, Zeichen, Anzeichen:

Strukturalistisches Denken verweist auf die Vorstellung von Symptomen als Ergebnis eines zugrundeliegenden, psychischen oder strukturellen Problems, wie beispielsweise inkongruente Hierarchien, verdeckte elterliche Konflikte, ein geringes Selbstwertgefühl, Kommunikationsabweichungen, unterdrückte Gefühle, „schmutzige Spiele" etc.

Palazzoli, Cirillo, Selvini und Sorrentino (1989) vertreten einen Standpunkt, der von vielen Familientherapeuten geteilt wird:

> Für uns basieren Symptome auf drei *kausalen* Ebenen: (a) soziokulturell, (b) familiär und (c) individuell. Die soziokulturelle Ebene *bestimmt* die spezielle Art, wie sich eine psychotische Krankheit in einer bestimmten Geschichtsperiode manifestiert (nämlich als Hysterie in der sexphobischen Bourgeoisie während des 19. Jahrhunderts). Die zweite Ebene, die der Familienbeziehungen, ist, solange die Familie die biologische und affektive Matrix des Individuums bleibt, die *Brutstätte* für bestimmte Beziehungsmuster, die psychotische Störungen *hervorbringen* können. Die individuelle Ebene ist bezogen auf Persönlichkeitsmerkmale und Umstände, die *verursachen* könnten, daß sich ein Mitglied und nicht ein anderes in einer unhaltbaren Position befindet. (S. 193) [Hervorhebungen hinzugefügt]

Häufig sind Familientherapeuten der Ansicht, daß die Funktion und der Nutzen eines Symptoms darin besteht, Schlimmeres zu verhindern; so nimmt man beispielsweise an, daß Magersucht die Zerstörung der Einheit der Familie verhindert. Diese „wohlwollende" Annahme führt wiederum zu der Vorstellung, daß es ein zugrundeliegendes oder sonst ein Familienproblem geben muß, das eine Situation erzeugt, in der sich die Magersucht entwickelt. Nach der Logik dieser strukturellen Annahmen hat die Aufrechterhaltung eines Problems etwas mit strukturellen Schwierigkeiten, hierarchischen Schwierigkeiten, intrapsychischen Schwierigkeiten, systemischer Homöostase etc. zu tun. Angesichts dieses verbreiteten Vorurteils, daß Probleme in der Geschichte und Pathologie verwurzelt sind (ob individuell oder systemisch), ist es nicht verwunderlich, wenn Therapeuten häufig meinen, eine Therapie hätte „langfristig" zu sein. Schließlich ist das Problem nur die Spitze eines strukturellen Eisbergs.

Gewöhnlich wird angenommen, daß die Therapie ihren Fokus darauf richtet, diese Ursachen zu beseitigen, um das Problem zu lösen oder die Krankheit zu heilen. Demnach besteht das therapeutische Ziel darin, den Mechanismus, der das Problem aufrechterhält, aufzubrechen. Verschiedene Modelle besagen, daß eine Änderung der Familienstruktur, eine Veränderung des homöostatischen Plateaus des Familiensystems, eine Korrektur der Familienhierarchie, eine Ichstärkung bzw. eine Persönlichkeitsveränderung des Klienten zu einer Heilung[1] oder „Linderung" führen werde.

(Obwohl die Themen und die Struktur gelegentlich miteinander verknüpft sind, sind die Konstruktionen oder Überzeugungen der Klienten über ihre Probleme relativ gutartig. Sie wollen vielleicht den Therapeuten ihre Problemgeschichte und ihre Ideen über die Ursachen mitteilen, weil sie meinen, daß Therapeuten das hören wollen. Sie haben von unserer populären Freudschen Kultur gelernt, daß Therapeuten der Meinung sind, ein Problem zu lösen bedeute, *zu seiner Ursache* vorzudringen, weil „ein Unterdrücken der Gefühle" ein anderes, womöglich noch ernsteres psychiatrisches Symptom hervorrufen könnte.)

System, Familie, Familientherapie

Auf welche Art System wird verwiesen, wenn Familientherapeuten den Begriff verwenden? Bedeutet es mehr als die allgemeine Aussage, daß diese Therapeuten die Allgemeine Systemtheorie anwenden, um ihr Denken zu lenken und zu organisieren? Ist es mehr als ein einfacher Ersatz für Psyche?

1 Angesichts dieser strukturalistischen Vorstellungen über Familientherapie, Vorstellungen, die explizit oder implizit der Familie die Schuld zuzuweisen scheinen oder die die Familienstruktur als Ursache des Problems ansehen, ist es nicht verwunderlich, daß manche Angehörigengruppen eine offene Feindschaft gegenüber „Familientherapie" hegen.

Im Diskurs der Familientherapie (wie er in der Literatur reflektiert wird) stehen die Begriffe Familie und System oft zusammen (z. B. „das Familiensystem") als ein symbiotisches oder sich gegenseitig definierendes Paar. Manche Familientherapeuten sehen die Familie und arbeiten mit ihr „als eine natürliche Gruppe, deren Mitglieder oder Handlungen sich wechselseitig aufeinander beziehen, so daß wir sie [die Familie] als ein System … beschreiben können. Die konzeptionellen Schwierigkeiten, die Familie als System anzusehen, kommen aus unserer willkürlichen (kulturellen) Annahme, daß das Individuum und nicht die Gruppe oder das System die ‚natürliche' Einheit ist" (Beels u. Ferber 1973, S. 206). Viele Familientherapeuten wie zum Beispiel Epstein (1988) und Palazzoli (Palazzoli et al. 1989) setzen die Tradition fort, „Familie" und „System" zusammenzufügen, um dadurch Familientherapie von anderen Therapieansätzen zu unterscheiden. „Nach dem systemischen Modell"[2], so Minuchin, Rosman und Baker (1981), „stehen gewisse Arten der familiären Organisation in engem Zusammenhang mit der Entwicklung und dem Fortbestand psychosomatischer Syndrome bei Kindern, und die psychosomatischen Syndrome des Kindes spielen ihrerseits wieder eine bedeutsame Rolle für die Wahrung der Homöostase der Familie. Anorexia nervosa bestimmt sich nicht nur durch das Verhalten des einen Familienmitgliedes, sondern auch durch die Wechselbeziehungen aller Familienmitglieder untereinander" (S. 33). Hier ist die Familie, die mit „System" gleichgesetzt wird, der Patient und deshalb das Ziel der familientherapeutischen Intervention.

Allerdings beinhaltet die Therapiesituation *als Ganzes gesehen* notwendigerweise das, was Therapeut und Klient in der Therapiesituation zusammen machen. Die Verdinglichung des Unterschieds zwischen den Komponenten eines Ganzen führt zu dem, was Wilden als „imaginäre Oppositionen"[3] (S. 220) bezeichnet. An diesem Punkt „verneint" die methodologische Grenze um die Familie als System, wie es Wilden (1980) formuliert, „die Beziehung [zwischen Therapeut und Klient] …, indem sie Ganzheiten in angeblich unabhängige

2 „*Das System*modell" impliziert, daß Minuchin et al. meinen, es gäbe nur ein „Systemmodell".

3 Der Gebrauch von „Strategie" (Haley 1963) und „Taktiken" (Fisch, Weakland u. Segal 1987), die eine sofortige Planung seitens des Therapeuten suggerieren sollten, impliziert *zumindest*, daß Therapeut und Klient in einem Wettstreit verwickelt sind.

Teile aufspalten" (S. 210), und erkennt nicht die „Unmöglichkeit, den … Beobachter [den Therapeuten] von den beobachteten Phänomenen zu trennen" (Capra 1977, S. 276).

Diese konzeptuelle Gewaltsamkeit, die „Ganzheiten in angeblich voneinander unabhängige Teile aufspaltet", kann zu extremen, rücksichtslosen Positionen wie der von Palazzoli et al. (1989) führen:

> Wir stießen immer wieder auf geschickt verborgene Spiele und Manöver, die wir in der Umgangssprache unseres Teams als „schmutzige Spiele" bezeichneten. … In unserem Gebrauch des Begriffes war ein Spiel „schmutzig", wenn die Spieler faule Methoden anwandten, wie z. B. subtile Listen, dreiste Lügen, unerbittliche Rachsucht, Tücke, Manipulation, Verführung, widersprüchlicher Verrat usw. Diese Methoden erschienen als besonders „schmutzig", weil sie ihr tatsächliches Ziel … verbargen oder verleugneten. Wir stellten die Hypothese auf, daß das psychotische Verhalten direkt verbunden war mit einem schmutzigen Spiel. Wir konnten dies wiederholt bestätigen (S. 77 f.).

> **schmutzig, 2:** obszön, pornographisch; **3:** verachtenswert, gemein.

Palazzolis Begriff „schmutzige Spiele" reißt das interaktive System (die therapeutische Situation, ein Ganzes) auseinander. Die daraus resultierenden imaginären Unterschiede führen zu einer machtorientierten Beziehung, die ein gewisses Maß an Gewalt einbezieht. Dies wandelt die Therapie in eine Beziehung um, in der der Therapeut als derjenige angesehen wird, der an der Familie/dem System arbeitet und „wie ein ‚Jäger' [handelt], dessen Intervention einer Harpune ähnelt" (Palazzoli et al. 1989, S. 243).

Fairerweise muß man anführen, daß Palazzoli et al. in einer Fußnote auf Seite 77 behaupten, daß ihre Terminologie – „schmutzige Spiele", „Jäger mit Harpunen" etc. – dem besseren Verständnis dient und niemanden beleidigen möchte. Sie schreiben in einer Fußnote auf Seite 243, daß sie Familien nicht für „Freiwild" halten, die man mit inhumanen Waffen verfolgt. Ich möchte in diesem Zusammenhang auf Einsteins Gedanken hinweisen, daß die Theorie bestimmt, was man sieht, und wenn man sieht, daß Klienten ihre schmutzigen Spiele „geschickt verbergen", führt das dazu, daß der Therapeut nach diesen schmutzigen Spielen jagen muß, um sie durch den Einsatz metaphorischer Harpunen oder anderer gewaltsamer Mittel zu beenden.

Kann man das Wort „schmutziges Spiel" in den Mund nehmen und gleichzeitig das im Hinterkopf mitschwingende abwertende Urteil unterdrücken? Legt sich Palazzoli nicht fest, wenn sie solche Begriffe wählt? Schließlich klingt bei dem Wort „schmutzig" automatisch die Definitionen des Wörterbuchs und vieles mehr an, alle unsere früheren Verwendungen des Wortes inbegriffen. Und natürlich werden Fußnoten als etwas Nebensächliches oder zumindest Sekundäres angesehen. Da die Fußnote kein Bestandteil des Haupttextes ist, ist sie folglich (für den Autor) nicht so wichtig, wie das, auf das sie sich bezieht. Durch die Verbannung in die Fußnote, der schon durch ihren Platz ganz unten auf der Seite etwas Nebensächliches anhaftet, wird die Ernsthaftigkeit des Dementis unterminiert und es wird impliziert, daß sie das, was sie wirklich sagen wollten, im Haupttext aufgenommen haben. Das Dementi in der Fußnote ist nur ein nachträglicher Einfall.

Diese äußerst extreme Konzeption[4], die aus der methodologischen Grenze um die als ein System angesehene Familie entwickelte wurde, hat ausgedient, und man sollte sich von ihr befreien. Denn ist sie erst einmal verdinglicht, kann sie nie mehr eine nützliche Metapher sein.

Die methodologische Grenze um die Familie als System muß nicht zu solchen Extremen führen. Während Minuchin et al. (1978) auf „die anorektische Familie" und „die psychosomatische Familie" als Einheiten verweisen, die als solche außerhalb des therapeutischen Settings erkannt werden können, führen sie dennoch an, „daß sich dagegen der System- oder Familientherapeut ganz ausdrücklich als Mitglied des therapeutischen Systems betrachtet" (S. 106). Obwohl auch Weber und Stierlin (1989) von „den Magersuchtsfamilien" sprechen, machen sie doch sehr deutlich, daß es ihnen als Familienforscher und Therapeuten immer wieder bewußt gemacht wurde, wie sehr sie durch ihre Erfahrung, Wahrnehmung und Bewertung dessen, was sie für wesentliche und unwesentliche Faktoren halten,

4 Siehe auch die Arbeit von Madanes (Cornille 1989).

selbst konstituierende Elemente des entstehenden Bildes einer bestimmten Familie sind. Sie gehen davon aus,

> daß es keine vom Beobachter unabhängige Wirklichkeit gibt, daß bereits der Vorgang der Beobachtung das ändert, was beobachtet wird... Der therapeutische Kontext und die Beziehungen zwischen Therapeuten und behandeltem System zeigen sich darin als Elemente, die in jedem Augenblick den therapeutischen Prozeß mitgestalten (Simon und Weber 1987b). In diesem Prozeß geht es wesentlich darum, Wirklichkeiten zu eröffnen oder zu erzeugen, die Wahlmöglichkeiten erweitern und so der Entwicklung (des einzelnen wie der Familie) neue Wege weisen (S. 78).

Der Therapeut ist als Beobachter immer schon Teil des therapeutischen Kontextes und als solcher ein Mitglied des Interaktionssystems. Das heißt, daß jede Mitteilung, wenn man einmal vom Inhalt absieht, einen weiteren Aspekt enthält, „nämlich einen Hinweis darauf, wie ihr Sender sie vom Empfänger verstanden haben möchte. Sie definiert also, wie der Sender die *Beziehung* zwischen sich und dem Empfänger sieht" (Watzlawick et al. 1985, S. 53). In der Familientherapie kann die Familie oder die als System interpretierte Familie nur in der Interaktion mit dem Therapeuten beschrieben werden.

Wir haben bisher gesehen, daß manche Familientherapeuten den Begriff System als strukturell gleichwertig mit dem Begriff Psyche oder an Stelle des Begriffes Psyche verwenden. Andere verfahren mit dem Begriff Familie in dieser Weise. Sie sind

> damit befaßt, wie die Form von sich wiederholenden Sequenzen gezeigt und reflektiert wird. Man betrachtet Symptome in der Weise, daß sie in der Familie eine Funktion erfüllen und methaporische Informationen über hierarchische Dysfunktionen mitführen. Sequenzen werden beobachtet, um eine Landkarte der Familienorganisation zu erstellen. (Cade 1987, S. 38)

Für diese Familientherapeuten ist das Familiensystem oder die Familienstruktur der Fokus ihres therapeutischen Tuns. Sie betrachten die Struktur oder die Hierarchie der Familie als Fundament (oder

Ursache) der Probleme, die Familientherapeuten vorgetragen werden. Deshalb werden die Probleme oder Beschwerden, über die die Menschen mit den Therapeuten reden, von diesen häufig als Metaphern für ein zugrundeliegendes dysfunktionales System angesehen. Diese Position impliziert, daß eine Therapie zur Veränderung der zugrundeliegenden Struktur beitragen muß: Ansonsten ist eine Veränderung fraglich. Das heißt, daß die Ursache des Problems bestehen bleibt und schließlich in derselben oder einer anderen Form an die Oberfläche gelangt.

Wie wir sehen werden, verwenden manche Therapeuten den Begriff System anders, indem sie sich auf die linguistische (verbale und nichtverbale) Beziehung der Menschen beziehen. Für sie

> ist die Analyse der das Symptom umgebenden sich wiederholenden Sequenzen eine ausreichende Erklärungsebene, und Schlußfolgerungen über Ziel, Funktionen oder Familienstruktur hält man für überflüssig. Sequenzen werden beobachtet, um sich selbstverstärkende Verhaltensmuster zu identifizieren (Cade 1987, S. 38).

Diese Familientherapeuten und Kurztherapeuten nehmen das, was die Leute reden und wie sie darüber reden, für bare Münze, schauen auf das beobachtbare Verhalten und suchen nichts, was dahinter oder darunter verborgen liegt.

4. Dahinter und darunter schauen

Strukturalistisches Denken, Kurztherapie

> Der Wert kurzer Behandlungsmodalitäten liegt in ihrer Herausforderung des Mythos, daß Psychotherapie von langer Dauer sein müßte, um Verhaltensänderungen hervorzubringen. Die Ansicht, daß menschliche Wesen so starr, so unflexibel und so unnachgiebig sind, daß sie eine lange Zeit brauchen, um zu lernen, ist eine Beleidigung … (Sifneos 1990, S. 323)

Es sollte nicht überraschen, daß es sich auch bei „Kurztherapie" um einen weiteren Familienähnlichkeitsbegriff handelt: Sie ist schwer zu definieren, weil die Unterscheidung zwischen „Kurztherapie" und „Familientherapie" und zwischen „Kurztherapie" und „Nicht-Kurztherapie" so verschwommen ist.

> **kurz, 1:** knapp; nicht andauernd; schnell endend; **2:** präzise; in wenigen Worten; gedrängter Ausdruck; **3:** brüsk im Verhalten, kurz angebunden, abrupt; **4:** von begrenzter Länge oder Ausdehnung; von kurzer Dauer. Syn: kondensiert, präzise, lakonisch, kurz und bündig, knapp, vorübergehend.

In diesem ersten Versuch, den Begriff „Kurztherapie" zu definieren, verweist das Wörterbuch auf Kürze und schlägt weiter vor, daß sie vorübergehend und begrenzt ist. Der Thesaurus zeigt in die gleiche Richtung und führt kurz und bündig, knapp, schnell, vergänglich, an.

In einem gewissen Sinne ist Kurztherapie weder selten noch ungewöhnlich. Ob geplant oder ungeplant, Therapeuten können davon ausgehen, daß Eins (1) die Modalzahl der Sitzungen im Verlauf ihrer Laufbahn sein wird. Eine Sitzung kann, unabhängig vom Modell des Therapeuten, ausreichend sein. Beispielsweise berichtet

Freud (1960), daß er Gustav Mahlers sexuelle Impotenz während eines einzigen Waldspazierganges geheilt habe. Malan und seine Kollegen (Malan, Heath, Bascal u. Balfour 1975) berichten, daß sie 45 „unbehandelte neurotische Patienten" zwei bis neun Jahre nach einer einzigen „Konsultation"[1] ohne nachfolgende Therapie untersuchten. Ein Team von Psychoanalytikern sah bei 11 der 45 eine Symptombesserung und auch hinsichtlich anderer psychodynamischer Kriterien eine Besserung. Bei den „Symptomen" der Patienten in dieser Untersuchung handelte es sich um Depression, Angst, Impotenz, Frigidität, usw. Weiterhin wurden 22 als „symptomatisch" und 10 als „psychodynamisch" gebessert eingeschätzt. Vielleicht ist „eine kurze dynamische Psychotherapie" die „Essenz der Analyse", wie Gustafson es beschrieben hat (1986, S. 18).

Um welches Kurztherapiemodell es sich auch handelt, oft werden seine Ergebnisse als „‚eine Übertragungsheilung', ‚eine gegenphobische Reaktion' oder als ‚Flucht in die Gesundheit'" abgetan, was die Kollegen von Sifneos „therapeutisch nicht für signifikant halten" (Sifneos 1985, S. 315). Das ist freilich eine weitverbreitete Interpretation des Begriffes. So wird Kurztherapie von anderen, traditionellen Therapeuten, die ihre Therapie nicht für „kurz" halten, gesehen. Abgesehen von diesem Kapitel konzentriert sich dieses Buch auf eine bestimmte Tradition der Kurztherapie (de Shazer et al. 1986, Weakland, Fisch, Watzlawick u. Bodin 1974), die gleichermaßen abgetan und mißbilligt wird.

Die psychodynamische Tradition

Zahlreiche Ansätze der Psychotherapie und selbst manche Familientherapiemodelle, insbesondere die, die auf psychodynamischen Anschauungen basieren, zum Beispiel auf „der Interpretation von Widerstand, Ambivalenz und der negativen Übertragung, ... sich konzentrieren auf das Deuten der Abwehr" (Malan 1976, S. 23), oder „ungelöste ödipale Interaktionen" (Sifneos 1990, S. 320), können sich jahrelang über Hunderte von Sitzungen hinziehen (bis zu vier Sitzungen pro Woche). Deshalb ist „Kurztherapie" ein relativer Begriff.

1 Kann ein Patient „unbehandelt" sein, wenn es eine Sitzung gab, auch wenn diese „Konsultation" genannt wurde?

Die verschiedenen „Kurztherapien" konzentrieren sich alle auf eine Begrenzung der Behandlung: Manche verwenden Zeitbeschränkungen, andere sind an dem Erreichen des Ziels orientiert (das Ziel des Therapeuten oder des Klienten), und wieder andere stützen sich sowohl auf Zeitbeschränkungen als auch auf das Erreichen des Ziels. Innerhalb der psychodynamischen Kurztherapietradition beschränkt Malan (1976) seine Arbeit auf 40 Sitzungen, Mann (1973) legt ein *Maximum* von 12 Sitzungen fest und legt auch das Beendigungsdatum schon zu Beginn der Sitzung fest, und Strupp (1988) begrenzt auf 20 Sitzungen. Obwohl die Therapie gewöhnlich 8 bis 14 Sitzungen dauert, legt Sifneos (1985) keine Beschränkung mehr fest, weil die Therapie frühzeitig beendet werden kann, „wenn der Patient in der Lage ist, den greifbaren Beweis einer Verhaltensänderung zu geben, oder mit einem Problem, im Gegensatz zu der neurotischen Art in der Vergangenheit, anders, angepaßter umgehen kann. Dies sollte dem Therapeuten sagen, daß die erzielten Fortschritte ausreichen" (S. 319).

Bei jedem dieser Modelle werden Sitzungen im allgemeinen in wöchentlichen Intervallen abgehalten. Die Indikationskriterien sind streng. Folgende Kriterien wurden von Sifneos (1965) entwickelt und von Mann (1973) ergänzt:

1. überdurchschnittliche Intelligenz;
2. mindestens eine bedeutungsvolle Beziehung mit einer anderen Person im Verlauf des Lebens des Patienten;
3. eine emotionale Krise;
4. muß mit dem Psychiater, der die Evaluation vornimmt, gut interagieren können und fähig sein, Gefühle auszudrücken;
5. Motivation, während der Psychotherapie hart zu arbeiten;
6. eine spezifische Beschwerde.

Es ist offensichtlich, daß diese Kriterien[2] die Nützlichkeit eines Modells in der allgemeinen Praxis potentiell einschränken. Das Problem oder die Beschwerde ist meist klar und der Klient der psychodynamischen Kurztherapie ein Individuum.

2 „Von den Auswahlkriterien war die Motivation der einzige Faktor, der mit einem günstigen Ergebnis zu korrelieren schien" (Malan 1976, S. 20).

Systemische Kurzzeittherapie

Natürlich gibt es andere „Kurztherapie"-Modelle. Beispielsweise haben die in der behavioristischen Tradition stehenden Lazarus und Fay eine auf 10 bis 20 Sitzungen angelegte „multimodale Kurztherapie" (1990) entwickelt. Simon et al. (1984) unterscheiden zwischen einer aus psychoanalytischen Erkenntnissen abgeleiteten Kurztherapie und einem systemorientierten Kurztherapieverfahren,

> das sich aus der konsequenten Anwendung systemtheoretischer Konzepte ergibt: Erkenntnisse über den Wandel zweiter Ordnung erweisen, daß sich die Struktur eines Systems sprunghaft und diskontinuierlich verändern kann. Kurztherapeutische Verfahren zielen darauf ab, Blockaden in der Entwicklung und Anpassungsfähigkeit familiärer Systeme zu beseitigen und innerfamiliäre Potentiale der Selbstorganisation zu verwirklichen.
>
> Im Gegensatz zu den aus psychoanalytischen Erkenntnissen abgeleiteten Kurztherapien, die sich nur notgedrungen auf die Bearbeitung eines Problemfokus beschränken, sind systemorientierte Kurztherapieverfahren keine Therapien zweiter Wahl. Die Kybernetik und die Systemtheorie erwiesen, daß sich die Selbstorganisationsprozesse von Systemen in Form eines entweder kontinuierlichen oder diskontinuierlichen Wandels abspielen. Im psychoanalytischen Prozeß wird beispielsweise ein kontinuierlicher Wandel angestrebt, dessen Erfolg weitgehend von der Dauer der Behandlung, der Zahl der Stunden usw. abhängig erscheint. Systemorientierte Verfahren versuchen dagegen, durch wenige Interventionen eine Änderung zweiter Ordnung bzw. eine diskontinuierliche Änderung der Systemstrukturen zu bewirken. Dadurch soll der Familie wie auch einzelnen Mitgliedern ein Entwicklungsprozeß ermöglicht werden. Dementsprechend verfahren die hier angesprochenen kurztherapeutischen Methoden im allgemeinen direktiv: In Abständen bis zu sechs Wochen findet eine begrenzte Zahl von in der Regel nicht mehr als 10 bis 15 Sitzungen statt ... Der entscheidende Wandlungsprozeß spielt sich nicht in den Therapiesitzungen, sondern in der Zeit dazwischen ab (S. 206 f.).

Systemische Kurztherapie steht zur traditionellen Familientherapie in einem ganz ähnlichen Verhältnis wie die psychodynamische Kurztherapie zur traditionellen psychodynamischen Therapie. Die frühe Arbeit des Mailänder Teams (Palazzoli, Boscolo, Cecchin u. Prata 1978), die sich auf 10 Sitzungen pro Jahr beschränkten und ihre Arbeit als „lange Kurztherapie" bezeichneten, und das Kurztherapieprojekt am Ackerman Institut (Papp 1989), das sich am Anfang auf 12 Sitzungen beschränkte (die Mindestzahl der Sitzungen wurde später verringert), basieren auf einem Verständnis der systemischen Therapie, das die „homöostatischen" Aspekte der Systeme und die (sogenannte) Funktion der Symptome betont. „Die Familie wird" in diesen und anderen systemischen Lang- oder Kurztherapien „konsequent als ein sich selbst organisierendes kybernetisches System gesehen, in dem alle Elemente vernetzt sind und das angebotene Problem Systemfunktionen erfüllt" (Simon et al. 1984, S. 359).

Obwohl Weber und Stierlin (1989) nicht das Etikett „Kurztherapie" verwenden, sollte man, zieht man nur die Anzahl der Sitzungen heran, um „Kurztherapie" von anderen Therapien zu unterscheiden, ihre Untersuchung der Magersucht, bei der sie sich auf 10 Sitzungen pro Fall beschränkten, mit vier bis acht Wochen zwischen den Sitzungen, als „kurz" betrachten, wenn sich auch die Behandlung über zwei Jahre hinziehen konnte. Sie halten ihre Arbeit für „systemisch" und „konstruktivistisch"[4].

Wie Beels und Ferber (1973) zeigen, ist Familientherapie oft kürzer als Einzeltherapie, und deshalb ist obige Beschreibung nicht ganz ausreichend, um mit der Familientherapie verwandte Kurztherapiemodelle von anderen, nicht als „kurz" etikettierten Familientherapieansätzen zu unterscheiden. Alle Kurztherapiemodelle (sowohl die oben angeführten, als auch die in den nächsten Kapiteln erwähnten) haben eine zentrale Eigenschaft gemeinsam: Es gibt eine eindeutige Methode, um festzustellen, wann die Therapie beendet ist. Man zählt die Anzahl der Sitzungen, der Klient hat nach einem signifikanten Wandel das therapeutische Ziel erreicht, bzw. der Klient hat sein eigenes Ziel erreicht.

4 Der Begriff „konstruktivistisch" wird erst in Kapitel 5 definiert. Im allgemeinen verweist er auf eine philosophische Haltung gegenüber der Realität, das heißt, „daß es keine vom Beobachter unabhängige Wirklichkeit gibt, daß bereits der Vorgang der Beobachtung das ändert, was beobachtet wird" (Weber und Stierlin 1989, S. 78).

5. An der Oberfläche kratzen:

Konstruktivismus, Poststrukturalismus, Kurztherapie

„Das Vorurteil der Kristallreinheit", sagt Wittgenstein, „kann nur so beseitigt werden, daß wir unsere ganze Betrachtung drehen" (1971, §108). Wir befassen uns nicht mit dem, was verborgen ist, „da alles offen daliegt" (1971, §126). Wir benötigen keinen durchdringenden, sondern einen klaren Blick (1971, §122). Es ist wahr, daß es in einem gewissen Sinne etwas „Verborgenes" gibt, aber nicht, weil es unter der Oberfläche liegt; sondern weil es vor aller Augen direkt an der Oberfläche liegt (wie Poes gestohlener Brief). „Die für uns wichtigsten Aspekte der Dinge sind durch ihre Einfachheit und Alltäglichkeit verborgen. (Man kann es nicht bemerken, – weil man es immer vor Augen hat.) (1971, §129)."

Staten 1984, S. 76

Realitäten-Sprache

Seit der Veröffentlichung von *Die erfundene Wirklichkeit* (Watzlawick 1984) und insbesondere seit dem Erscheinen der Ausgabe des *Family Therapy Networker* „The Constructivists[1] are Coming" (*Family Therapy Networker* 1988), wurde viel über „konstruktivistische Therapie" gesprochen, als ob es sich um eine neue Therapieschule, um eine neue Therapiemethode handle. Üblicherweise wird „Konstruktivismus" (als ein Etikett für eine Therapieschule) im Sinne des Verbs „konstruieren" gebraucht.

1 Obwohl Konstruktivismus zuerst im Diskurs der Familientherapie Mitte der 80er Jahre auftaucht, sind die darin enthaltenen Ideen eigentlich so neu auch wieder nicht. Ludwig Wittgensteins reife Arbeit begann um 1930. Jaques Derridas Hauptwerk entwickelte sich in den späten 60er Jahren, de Shazer begann Mitte der 70er Jahre, „therapeutische Realitäten zu konstruieren", und von Glasersfeld (1984) verfolgt manche der Ideen einige Jahrhunderte zurück.

konstruieren, durch den Verstand formen; hervorbringen oder erfinden; wie eine glaubwürdige Geschichte konstruieren.

Durch Watzlawicks Beziehung zu Konstruktivismus und Kurztherapie und damit zu der Konzeption des Umdeutens[2], wird „konstruktivistische Therapie" als eine Version der „Kurztherapie" angesehen. Sieht man sie in einem größeren Bezugsrahmen, beinhaltet sie Varianten der „strategischen[3] Therapie". Demnach bezieht sich die Anwendung auf Verhaltensweisen des Therapeuten, insbesondere auf jenes Verhalten, das häufig als manipulativ angesehen wird.

Dieser Gebrauch des Begriffs läßt sich aus dem Wörterbuch und Rogets *Thesaurus* ableiten: der Begriff „Konstruktion" führt zu „bauen, herstellen" usw., und der Begriff „herstellen" zu „bauen" und zu „erfinden, ausdenken, zaubern, aushecken". Im Thesaurus des Textverarbeitungsprogramms Microsoft Word führt „herstellen" direkt zu „aushecken, betrügen, lügen".

In der Literatur wird der Begriff „Konstruktivismus" meist als Etikett für einen Standpunkt bzw. eine Methode verwendet, wie Realität betrachtet wird und wie über sie gedacht und geredet wird, in anderen Worten: für Epistemologie. Wirklichkeit oder besser Wirklichkeiten werden erfunden und nicht entdeckt. Menschen bauen die Welt, in der sie leben.

Konstruktivismus als solcher beinhaltet einen philosophischen Standpunkt, keine Theorie und kein Therapiemodell. Soll er für die Therapie als Bezugsrahmen dienen, bedarf es mehr als des einfachen Slogans: *Wirklichkeit wird nicht entdeckt, sondern erfunden.* Im allgemeinen legt eine Therapie, die innerhalb eines konstruktivistischen Bezugsrahmens betrachtet wird, nur ein gemeinsames Prinzip nahe: *Realität erwächst aus linguistischen Prozessen,* über die ein Konsens besteht. Carlos Sluzki führt jedoch treffend aus: „Wenn man einmal über diese Position hinausgeht, ist es keineswegs klar, was konstruktivistische Therapie beinhaltet" (1988, S. 79).

2 Nach Goffman (1977) sind Rahmen Definitionen einer Situation, die „wir gemäß gewissen Organisationsprinzipien für Ereignisse – zumindest für soziale – und für unsere persönliche Anteilnahme an ihnen … aufstellen" (S. 19).

3 das heißt, eine Therapie, die strategisch (Haley 1963; Fisch, Weakland u. Segal 1987) geplant wird.

Da sowohl die Therapiepraxis als auch das Reden über Therapie den Gebrauch von Wörtern einschließt, ist es vielleicht ganz nützlich, Konstruktivismus mit dem größeren intellektuellen Kontext, in den er hineinpaßt, in Verbindung zu bringen, nämlich mit den Ideen der Sprachphilosophie des 20. Jahrhunderts: Strukturalismus und Poststrukturalismus. Um Therapie mit Hilfe des Konstruktivismus stringent zu erforschen, ist der Hinweis auf ähnliche Ideen angebracht, die die Entstehung von Wirklichkeiten in linguistischen Prozessen sehen. Es wäre unvernünftig, wollten Therapeuten (als Ama-teurphilosophen) eine neue Herangehensweise an die Sprache erfinden, wenn Philosophen die Arbeit längst schon für sie getan haben.

Poststrukturalistisches Denken

post-, zeitlich danach, später, folgend.

Im Gegensatz zum strukturalistischen Denken „konstituiert" im poststrukturalistischen Denken „Sprache die menschliche Welt, und die menschliche Welt konstituiert die gesamte Welt" (Harland 1987, S. 141). Das heißt, daß Poststrukturalisten die Welt *als* Sprache sehen und das Vorhandensein allgemeiner Gesetze anzweifeln. Mit dieser Einstellung verkehren die Poststrukturalisten unsere gewohnten Wirklichkeitsmodelle. Was für uns „Oberfläche" oder Überbau war, also etwas auf einer Struktur aufgebautes, hat jetzt Vorrang vor dem, was wir für grundlegend hielten. Poststrukturalistisches Denken sieht unsere Welt, unseren sozialen Kontext als durch Sprache, durch Wörter geschaffen.

Vorrang haben, der Schritt, das Recht, Privileg oder Tatsache, jmd. oder einer Sache in der Zeit, an einem Ort, in der Reihenfolge voranzugehen oder in der Wichtigkeit voranzustehen.
verkehren, 1: auf den Kopf stellen; **2:** in das direkte Gegenteil verkehren; die Reihenfolge, Lage, Richtung usw. umkehren.

Für den Strukturalisten bleiben die Bedeutungen auch im Wandel stabil und erkennbar, für den Poststrukturalisten werden Bedeutungen durch soziale Interaktion und Verhandlung erkennbar. Die Bedeutung liegt hier offen zutage, da sie zwischen den Menschen liegt und nicht im Individuum versteckt ist. Wenn man demnach davon ausgeht, daß die Wirklichkeit erfunden ist, wie die Konstruktivisten sagen, paßt Konstruktivismus eher in ein poststrukturalistisches philosophisches Denken als in ein strukturalistisches Denken.

> **verhandeln, 2:** eine Konferenz oder Diskussion mit dem Ziel abhalten, eine Übereinkunft zu erreichen ...; mit einem oder mehreren anderen über einen Gegenstand gemeinsamen Interesses verhandeln.

Konstruktivismus bedeutet einen Schritt weg vom Objektivismus, einen Schritt von der Entdeckung zur Erfindung (Watzlawick 1984), und beinhaltet demnach eine Erkenntnistheorie, die die Frage stellt: „Wie wissen wir, was wir zu wissen glauben?" Dabei handelt es sich wiederum um Epistemologie.

„Was wir zu wissen glauben", wurde ausnahmslos als auf die Wahrnehmungen des Individuums bezogen verstanden, die der Wirklichkeit entsprechen müssen. Es wurde angenommen, daß Wahrheit oder wahres Wissen mit dem übereinstimmt, was in einer „da draußen" unabhängig vom Beobachter existierenden Welt wirklich ist.

> Wenn [jedoch] das erkennende Subjekt einmal nicht mehr als passiver Empfänger von „Information" angesehen wird, führt dies zu einer radikalen Veränderung der Perspektive. Die dramatischste Konsequenz dieser Veränderung betrifft möglicherweise den Begriff „Wissen". Anstatt an das Wissen die paradoxe Forderung zu richten, daß es eine Welt reflektieren, beschreiben oder ihr entsprechen sollte, wie sie ohne einen Erkennenden vielleicht wäre, läßt sich das Wissen jetzt als *passend* zu den Einschränkungen ansehen, innerhalb derer das Leben, Arbeiten und Denken der Organismen stattfindet. Aus dieser Perspektive versteht man unter gutem Wissen diejenigen Handlungs- und Denkmethoden, die das erkennende Subjekt befähigen, den Fluß der Erfahrung zu organisieren, vorherzusagen und sogar zu kontrollieren (von Glasersfeld 1984a, S. 3).

Von Glasersfelds radikaler Konstruktivismus (1984a, 1984b), wie auch der Konstruktivismus im allgemeinen, strebt von der Objektivität weg. Diese Form des Konstruktivismus hält Subjektivität in Form des wahrnehmenden Individuums als des Wissenden aufrecht. Jedoch ist von Glasersfelds radikaler Konstruktivismus nicht radikal genug; auch er scheint die methodologische Grenze um den Klienten, der das individuelle erkennende Subjekt ist, zu ziehen.

Angenommen, Sie kommen als Klient zu mir. Sie *wissen*, daß Sie depressiv sind. Bisher hat ihre Erfahrung mit dieser Idee, diesem Wissen, zusammengepaßt. Nichts ist Ihnen geschehen, das nahelegt, daß sie unrecht haben. Ihre Sicht von sich selbst paßt in die von Ihrer Umgebung auferlegten Zwänge und gestattet Ihnen, bestimmte Dinge vorherzusagen: Ihre Reaktion auf Aufmunterungsversuche und die Reaktion anderer Menschen auf ihre Niedergeschlagenheit.

Sie sagen mir: „Ich bin depressiv". Ich *weiß*, daß Sie das *wissen*, aber ich weiß aus Ihrer Aussage nicht, daß Sie depressiv sind. Die Wörter „depressiv" und „Depression" sind nicht Depression selbst. Also frage ich mich angesichts meiner 20-jährigen Erfahrung, wie Sie das Wort verwenden. Ich frage: „Wie wissen Sie, daß Sie depressiv sind?" An diesem Punkt benötigen Sie bestimmte Kriterien, irgendwelche Beweise, die Ihr Wissen und ihre Verwendung des Wortes „depressiv" untermauern.

Womöglich sagen Sie, um Ihr Wissen über Ihre momentane Depression zu erhärten: „Weil ich mein ganzes Leben lang depressiv gewesen bin." Das allerdings unterhöhlt Ihre Aussage „Ich bin depressiv", weil Sie das Wort „depressiv" wohl in Verknüpfung mit dem Wort „normal" gebrauchen. Für mich ist die Aussage, daß Sie ein Leben lang depressiv gewesen sind, kein Kriterium dafür, das Wort „depressiv" zu verwenden. Es gibt für eine augenblickliche Depression keine Evidenz, da Sie sich ein Leben lang geirrt haben könnten. Deshalb frage ich: „Wie können Sie das wissen?"

Sie fragen sich jetzt womöglich, wie Sie mich jemals überzeugen können, daß Sie niedergeschlagen sind, und sagen deshalb: „Ich bring' überhaupt nichts zustande. Entweder schlafe ich zu viel oder ich habe Schlafschwierigkeiten, und entweder schlemme ich oder ich hungre." Jetzt haben wir beide eine Ahnung davon, wie Sie das Wort „depressiv" verwenden. Es ist gleichgültig, ob wir über Ihren Gebrauch des Wortes übereinstimmen oder nicht, vielleicht einigen wir uns auf den Gebrauch eines anderen Wortes oder irgendwelcher anderer Wörter, oder Sie fahren fort, das Wort weiter so zu verwenden, während ich eine andere Bezeichnung dafür wähle.

Vielleicht frage ich: „Wann zuletzt haben Sie sich nicht depressiv gefühlt?" Sie versuchen sich zu erinnern und sagen: „Das war letzten Dienstag". Das widerspricht Ihrem Gebrauch in der Aussage „immer depressiv" und erweckt meine Neugier. Ich frage: „Was haben Sie letzten Dienstag gemacht?" Sie sagen: „Ich bin früh aufgestanden und habe zum ersten Mal seit acht Monaten Golf gespielt". Und ich sage: „Was war letzten Dienstag noch anders?" – „Ich war Pizza essen und Bier trinken, tanzte mit ein paar Mädchen und bin auf der Couch eingeschlafen, bevor ich Lust hatte, zu Bett zu gehen." Innerhalb des Kontextes dieses imaginären Gesprächs wissen wir beide, daß ihr Gebrauch des Wortes „depressiv" sich von den Kriterien unterscheidet, die Sie gebrauchen, wenn Sie sagen, daß Sie nicht depressiv sind. Dadurch haben wir jetzt Kriterien für beide Begriffe. Wir haben zusammen eine Bedeutung für Ihren Gebrauch des Wortes „depressiv" konstruiert, der beinhaltet (a) *nicht* Golf spielen (b) *nicht* Pizza essen und Bier trinken gehen, (c) *nicht* mit Mädchen tanzen und (d) *nicht* spontan auf der Couch einschlafen, bevor Sie zu Bett gehen möchten. Diese jetzt gemeinsam für Ihren Gebrauch des Wortes „depressiv" gefundene Definition mag oder mag nicht Bestandteil der Bedeutung gewesen sein, die Sie oder ich in die Sitzung mitgebracht haben.

Wir benötigen einen radikaleren *interaktionellen* Konstruktivismus der Interaktion, wenn die methodologische Grenze um die Therapiesituation gezogen wird. Eine soziale oder interaktionelle Erkenntnistheorie wie sie von Wittgenstein (Bloor 1983) und den Poststrukturalisten entwickelt wurde, ist hervorragend geeignet für die Beschreibung dessen, was innerhalb dieses besonderen Kontextes geschieht.

Harland (1987), für den sich das strukturalistische Denken mit Objektivität und Wahrheit befaßt, nimmt eine recht extreme Position ein und sieht poststrukturalistisches Denken an als

> nicht nur inkompatibel mit dem Begriff der Struktur, sondern auch völlig unwissenschaftlich. Tatsächlich richten sich die philosophischen Implikationen des superstrukturalistischen Denkens über Superstrukturen wieder gegen die traditionelle Haltung der Objektivität und gegen die Wahr-

> heit als traditionelles Ziel. Mit der Zerstörung von Objektivität und Wahrheit wird wissenschaftliches *Wissen* weniger wertvoll als literarische oder politische *Aktivität*; und detaillierte beobachtbare Analysen und umfangreiche Erklärungsraster werden zugunsten von unmittelbaren Blitzen paradoxer Erleuchtung verworfen (S. 3).

Zumindest ist „wissenschaftliche Erkenntnis" nicht mehr und auch nicht weniger wertvoll als andere Arten von Erkenntnis; sie ist einfach anders. Der Hauptunterschied zwischen wissenschaftlichem Wissen und narrativem Wissen liegt darin:

> Das wissenschaftliche Wissen fordert die Absonderung eines Sprachspiels, des denotativen; und den Ausschluß der anderen ... Die Parallelisierung der Wissenschaft zum nichtwissenschaftlichen (narrativen) Wissen [macht] verstehen, zumindest fühlen, daß die Existenz der ersteren nicht mehr und nicht weniger Notwendigkeit besitzt als die der zweiten. Die eine wie die andere besteht aus Mengen von Aussagen. Diese sind „Spielzüge", die von Spielern im Rahmen allgemeiner Regeln gemacht werden ... Ausgehend vom Wissenschaftlichen könnte man also weder die Existenz noch den Wert des Narrativen beurteilen und umgekehrt; denn die relevanten Kriterien sind hier und dort nicht dieselben (Lyotard 1979, S. 80–84).

Aber erzählen nicht Physiker Geschichten über subatomische Partikel und schwarze Löcher, um einander diese Dinge mitzuteilen? Handelt es sich bei diesen Geschichten um Wissenschaft oder Erzählung?

Hintikka und Hintikka (1986) führen aus, daß Wittgenstein eine Ansicht vertreten habe, die der der Poststrukturalisten ähnelt. Er nahm an, daß man nicht aus seiner Sprache heraustreten könne, um seine Sprache zu betrachten und zu beschreiben

> wie man das mit anderen Objekten tun kann, auf die sich in der Sprache bezogen, und über die in der Sprache spezifiziert, beschrieben, diskutiert und theoretisiert werden kann ... Man kann Sprache nur verwenden, um über etwas zu reden, wenn man sich auf eine bestimmte Interpretation, ein Bedeutungs-

> netz von Beziehungen zwischen Sprache und Welt verlassen kann. Man kann deshalb in der Sprache nicht sinnvoll sagen, was diese Bedeutungsbeziehungen sind, denn schon beim Versuch, dies zu tun, muß man sie voraussetzen. [Das ist] das Wesentliche dieser Sicht von Sprache als universellem Medium (S. 1 f.).

Tatsächlich stellen Poststrukturalisten den Gegensatz von Subjekt und Objekt in Frage, auf dem ja die Annahme beruht, daß es Objektivität gibt.

Dazwischen, nicht innen

„Während der Strukturalismus die Wahrheit „hinter" oder „innerhalb" eines Textes sieht, betont der Poststrukturalismus die Interaktion von Leser und Text als einer Produktivität" (Sarup 1989, S. 3). Hier ist die Arbeit der Dekonstruktivisten[4] von Interesse, insbesondere von Jacques Derrida (1978) und Paul de Man (1979).

> **Dekonstruktion**, wie Goolishian den Begriff definiert, „bedeutet, die Interpretationsannahmen des untersuchten Bedeutungssystems zu zerlegen, das Interpretationssystem so in Frage zu stellen, daß die Annahmen, auf denen das Modell basiert, aufgedeckt werden. Während diese aufgedeckt werden, öffnet man den Raum für ein alternatives Verständnis" (Anderson u. Goolishian 1989, S. 11).

Die Bedeutung eines Satzes wird beim Lesen immer in der Schwebe gehalten. Der Leser wartet ständig darauf, daß ihm das nächste Wort dabei hilft, das vorhergehende Wort bzw. die vorhergehenden Wörter zu verstehen. Ein späterer Satz verändert das Verständnis eines früheren. Es gibt immer dieses Moratorium hinsichtlich des Verständnisses und der Bedeutung durch den Kontext, in dem die Wörter ihre Wirkung entfalten. Der Leser bringt zur Aufgabe des Lesens alle seine früher gemachten Erfahrungen mit, alle vorhergehenden Verwendungen der Wörter und Begriffe, die das, was er liest, infizie-

4 Beachten Sie, daß „Dekonstruktion" nicht das Gegenteil von „Konstruktion" ist, dessen Gegenteil „Dekonstruktion" ist.

ren. Die Dekonstruktivisten verwenden dafür den Begriff „fehlinterpretieren": So verstanden kann man nicht interpretieren, sondern nur „fehlinterpretieren". Jeder Text birgt eine Menge von potentiellen Fehlinterpretationen. „Es kann niemals eine objektive Interpretation geben – nur mehr oder weniger lebendige Interpretationen" (Leitch 1983).

Darüber hinaus kann der Leser niemals wissen, was der Autor gemeint haben könnte, da er nicht wissen kann, wie der Autor zum Bedeutungsgehalt dessen, was er schrieb, gekommen ist. Ganz ähnlich kann auch der Autor nicht interpretieren, was er schrieb, er kann nur fehlinterpretieren. Fehlinterpretation ist kein Problem, das gelöst werden müßte, sondern eine Tatsache, mit der man leben muß (De Man, 1979). Vielmehr schafft jede Fehlinterpretation eine neue Version des Textes und erhöht sowohl seine potentielle Nützlichkeit als auch sein potentielles Mißverstandenwerden.

Wie es Richard Harland (1987) formulierte, hat nach Derrida

> das, was der Schriftsteller (der Benutzer) im Sinn hat, keine Priorität vor der Bedeutung seiner Wörter. Im Gegenteil, der Schriftsteller (Benutzer) entdeckt die Bedeutung seiner Wörter erst, wenn er sie schreibt. Wie Derrida im Namen aller Schriftsteller gesteht, sagt der Signifikant „vor mir ganz von allein mehr ..., als ich zu sagen glaube, und hinsichtlich dessen mein Sagen-Wollen, das erleidet anstatt zu handeln, versagt" (Derrida 1978, S. 272). Das geschriebene Zeichen (Wort) wird nicht gesandt, sondern nur empfangen; selbst der Schriftsteller ist nur ein weiterer Leser (S. 131 f.).

Wittgenstein (1980) sagt das so: „Ich denke tatsächlich mit der Feder, denn mein Kopf weiß oft nichts von dem, was meine Hand schreibt" (S. 17).

Es ist der Unterschied zwischen den Wörtern, der wichtig ist. Der Raum zwischen den Wörtern auf der Seite oder die Pausen zwischen den Wörtern beim Sprechen kennzeichnen die Unterscheidung, indem sie jedem Wort gestatten, die Bedeutung der vorhergehenden und der nachfolgenden Wörter einzuschränken. Mit den Bedeutungen, mit denen der Leser / Autor ein Wort belegt, eröffnet jedes Wort auch ein weites Bedeutungsfeld für die davor und dahinter stehenden Wörter. Es liegt an dem, der mit den Wörtern umgeht, solche zu wählen, die mögliche Fehlinterpretationen einschränken und begrenzen. Damit soll verhindert werden, daß absonderliche Bedeutungen entstehen und ein Chaos angerichtet wird.

Die Arbeit von Wittgenstein und Derrida „konvergiert in der Ansicht, daß beständig unterschiedlich kontextualisierte Bedeutungen den Fokus der Untersuchung bilden" (Staten 1984, S. 25). Da ein Wort oder ein Satz ständig in neuen Kontexten vorkommen kann, in denen sich seine Bedeutung geringfügig von der Bedeutung früherer Kontexte unterscheidet (wenn auch nur deshalb, weil das heute ist und jenes damals war), müssen wir den Kontext, in dem ein Wort oder ein Satz vorkommt, studieren, um die Unterschiede zu verstehen (Derrida 1978). Wie es Henry Staten ausdrückte:

> Nur in Beziehung zu seiner Umgebung in jedem besonderen Auftreten erwirbt der „minimale Rest", den wir als dasselbe Wort identifizieren, jene Differenzierung, die erforderlich ist, um seinen „iteratierten" (wiederholten, jedoch auch veränderten, „anders" gemachten, „iter") Sinn auszufüllen (Staten 1984, S. 25).

Die Unterscheidung zwischen „Text" und „Kontext" ist jedoch schwer faßbar. Kontext ist bloß mehr Text; die Bedeutungen des „Kontextes" sind genauso unentscheidbar und können deshalb ebenso mehrdeutig sein. Der Verweis auf den Kontext, um problematische Interpretationen zu lösen, verschiebt das Problem einfach an einen anderen Ort: Er löst nichts.

Eine Tradition der Kurztherapie

> Ziel der Kurztherapie ist es, den Klienten auf eine Weise zu beeinflussen, daß sein ursprüngliches Leiden zu seiner Zufriedenheit behoben wird.
>
> Fisch, Weakland und Segal 1987, S. 157

Geht man von den traditionellen strukturalistischen Annahmen bzw. Überzeugungen aus, erscheint Kurztherapie möglicherweise als völlig absurd und die im Wörterbuch vorgeschlagene Interpretation des Begriffes „Kurztherapie" (Kapitel 4) als durchaus angemessen. Diese, dem Konstruktivismus verpflichtete Tradition der Kurztherapie geht von anderen Annahmen aus. Nach Weakland (1990):

> Um die Praxis einer Therapie, die kurz, effektiv und für möglichst viele Probleme geeignet sein soll, zu verbessern, müssen wir neu beginnen: Wir müssen einen neuen Mythos, eine neue Sicht der Probleme und ihrer Lösung konstruieren, die von Mythen der Vergangenheit möglichst wenig eingeschränkt ist. Die Praxis und das Denken dieser Sicht sollten grundsätzlich exploratorisch sein. Für mich exemplifiziert die Arbeit meiner Kollegen und meine eigene Arbeit am Brief Therapy Center des MRI ... und die von Steve de Shazer und seiner Kollegen ... diese Sicht (Weakland 1990, S. 107).

Der Kommunikationstheoretiker Robert Norton (1981) machte diese treffende Unterscheidung:

> Wo sich weite Bereiche der Psychiatrie lange damit beschäftigen, die korrekte, klare Ursache des Problems durch eine kristallklare Analyse zu entwirren, die bar jeder Inkonsistenz und rein ist in ihrem strukturalistischen Fluß, gibt sich der Kurztherapeut mit einer schmutzigen Lösung zufrieden, die funktioniert. Der Fluß der Struktur kann gestört, unlogisch und inkonsistent sein, solange die Lösung funktioniert (S. 307).

Der auf Problemlösung orientierte Ansatz

Als Teil einer Tradition, die sich bewußt als „Kurztherapie" bezeichnet, setzten Weakland (Weakland et al. 1974) und seine Kollegen im Mental Research Institute (MRI) die *Anzahl der Sitzungen auf 10* fest (wöchentlich) und fanden heraus, daß es im Durchschnitt zirka sieben Sitzungen bedarf, um das Problem zu lösen.[5] Weder das MRI noch das Brief Family Therapy Center (BFTC), dessen Arbeit Teil derselben Tradition ist (siehe unten), haben Kriterien für die Auswahl der Klienten und arbeiten demnach mit jedem Klienten, gleichgültig um was für ein Problem es sich handelt.

5 Benötigt der Klient weniger als 10 Sitzungen, um das Problem zu lösen, bleibt der Rest „auf der Bank", falls er in Zukunft benötigt werden sollte.

Das Problemlösungsmodell der Kurztherapie (Weakland et al. 1974)

> ist insofern ein Ergebnis unserer früheren Arbeit, als es auf zwei Ideen aufbaut, die im Zentrum der Familientherapie stehen: (1) Es richtet sich auf die im Verhalten beobachtbare Interaktion in der Gegenwart, und (2) es bedient sich absichtlicher Intervention zur Veränderung eines bestimmten Systemzustandes. Die Weiterverfolgung dieser Ideen vermittelte uns ein neues Verständnis menschlicher Probleme, ihrer Lösungen und damit zusammenhängender Interventionen, die sich von den meisten gängigen Arten der Familientherapie unterscheiden (Weakland et al. 1974, S. 142).

Demnach ähnelt diese Tradition der Kurztherapie zwar der Familientherapie, unterscheidet sich aber in einigen wichtigen Punkten. Weakland et al. (1974) unterscheiden darüber hinaus mit ihrer Konzeptualisierung menschlicher Probleme und deren Lösung zwischen Kurztherapie und Familientherapie:

> Es ist unsere grundlegende Prämisse, daß die Problemstellungen, die die Patienten den Psychotherapeuten vortragen, ungeachtet ihres Ursprungs und ihrer Ätiologie – selbst wenn diese jemals zuverlässig bestimmt werden können – nur dann *andauern,* wenn sie durch das kontinuierliche Verhalten des Patienten und anderer in der Gegenwart aufrechterhalten werden. Folglich wird sich das Problem unabhängig von seiner Beschaffenheit, seinem Ursprung oder seiner Dauer lösen oder verschwinden, wenn das problemerhaltende Verhalten in zweckmäßiger Weise verändert oder aufgegeben wird (S. 144 f.).

Dies beinhaltet eine radikale Umkehrung: Wo Familientherapie beabsichtigt, das zugrundeliegende System zu verändern, den Dingen auf den Grund zu gehen und zu sehen, was dahinter steckt, ist Kurztherapie nach Weakland et al. (1974) nur an dem interessiert, was offen daliegt: nämlich an der Oberfläche, der tatsächlichen, beobachtbaren Interaktion des Verhaltens.

> Familientherapie hat zudem die Therapeuten zu größerer Aktivität angespornt. War einmal die Familieninteraktion als ausschlaggebend für die Entstehung psychiatrischer Probleme erkannt worden, folgte daraus, daß der Therapeut eine Änderung des gegenwärtigen Systems anstreben mußte. In logischer Weiterverfolgung dieses Gedankens sehen wir nun die Hauptaufgabe des Therapeuten darin, absichtsvoll Schritte zu unternehmen, um schlecht funktionierende Interaktionsmuster so nachhaltig und wirkungsvoll wie möglich zu ändern (S. 373 f.).

Watzlawick et al. (1974) entwickelten einen konstruktivistischen Begriff, den sie „Umdeutung" nennen.

> Eine **Umdeutung** besteht also darin, den begrifflichen und gefühlsmäßigen Rahmen, in dem eine Sachlage erlebt und beurteilt wird, durch einen anderen zu ersetzen, der den „Tatsachen" der Situation ebenso gut oder sogar besser gerecht wird und dadurch ihre Gesamtbedeutung ändert (S. 118).

Obwohl die Tatsachen der Situation keineswegs als verändert angesehen werden, wird der Kontext von einem anderenBeobachtungs-Blickwinkel aus beschrieben. Die „Wirkung" dieser Stellungsänderung oder Mutation („Veränderung") läßt sich daran feststellen, wie die Klienten über Veränderungen der Verhaltensweisen, Wahrnehmungen, emotionalen Zustände bzw. Überzeugungen berichten. „Wenn sie erst einmal ‚die Dinge anders sehen', können sie sich anders verhalten" (de Shazer 1982a).

Die vom MRI vertretene Version des Konstruktivismus scheint die bei den meisten Therapieansätzen/-modellen verbreitete methodologische Grenze zwischen Therapeut und Klient, zwischen Subjekt und Objekt beizubehalten. Während der strukturalistische Ansatz davon ausgeht, daß die Probleme der Klienten eine falsche oder dysfunktionale soziale Organisation reflektieren und die Intervention auf einer Landkarte einer für richtig angesehenen Familienhierarchie basiert, nimmt das Problemlösungsmodell an, daß die Klienten ihr Bestes tun und daß die Familienhierarchie oder Struktur für die Praxis der Therapie nicht wichtig ist. Es wird nicht von einer pathologischen oder krankheitsorientierten Sicht der Familie oder der Familienstruktur ausgegangen, sondern der Fokus liegt auf Sequenzen der Interaktion und problemlösenden Verhaltensweisen.

Der vom MRI (Watzlawick u. Weakland 1977) entwickelten Betrachtungsweise von Interaktion liegt der zentrale Gedanke zugrunde, daß Beziehungen beschrieben werden können, als ob sie Regeln folgten, und daß das, was im Hier und Jetzt der Therapiesitzung geschieht, nämlich die Interaktionsmuster, für eine effektive Therapie weitaus wichtiger sind als kausale Erklärungen.

Bis zum Jahre 1968, als das Brief Therapy Center am MRI gegründet wurde, hatte man die der Doppelbindungstheorie inhärenten Überreste strukturellen Denkens über Bord geworfen. Die Kurztherapeuten am MRI entwickelten die Vorstellung, daß die Probleme, mit denen Klienten zu Therapeuten kommen, situationsbedingte Schwierigkeiten zwischen Menschen sind – Probleme der Interaktion – und daß, „wenn einmal eine Schwierigkeit als ‚Problem' zu gelten beginnt, sich Aufrechterhaltung und Verschlimmerung des ‚Problems' oft aus der Entstehung eines positiven Rückkoppelungs-Kreises ergeben, der meist gerade jene individuellen Verhaltensweisen einbezieht, die die Schwierigkeiten lösen sollen: Der ursprünglichen Schwierigkeit wird mit einer versuchten (und gescheiterten) ‚Lösung' begegnet, die die ursprüngliche Schwierigkeit verstärkt" (Weakland et al. 1974, S. 378). Folglich „versuchen wir, unser Verständnis und unsere Interventionen aus der direkten Beobachtung in der Behandlungssituation abzuleiten, das heißt daraus, *was* in Systemen menschlicher Interaktion vor sich geht, *wie* diese ihre Verhaltensmuster quo aufrechterhalten und *wie* sie am wirkungsvollsten geändert werden können (S. 150). Demnach beinhaltet das zu betrachtende System für Weakland et al. den oder die Klienten und ihre Interaktion mit dem Problem, wie es sich in der Therapiesitzung darstellt.

Sie beschreiben, daß die Aktivität des Therapeuten in der Interaktion mit dem Klienten diesen während der Therapiesitzung beeinflußt: „Haben wir [die Therapeuten] uns einmal ein Bild vom Verhalten gemacht, das im Mittelpunkt des Problems steht, und uns für eine bestimmte Verhaltensänderung entschieden, so besteht der nächste Schritt in der Herbeiführung dieser Veränderung" (Weakland et al. 1974, S. 155). Folglich ist der Therapeut damit befaßt, Verhaltensänderungen eine Richtung zu geben, häufig durch paradoxe Instruktionen, die auf „therapeutischen Doppelbindungen" beruhen (Bateson et al. 1956; Watzlawick et al. 1967): „Diese Instruktionen stellen möglicherweise die wichtigste Einzelklasse von Interventionen in unserer Behandlung dar" (S. 389).

Da die Grenze um das zu betrachtende System eine traditionelle ist – sie ist um den Klienten und das Problem gezogen und trennt demnach dieses System vom Therapeuten und seinem Team hinter dem Einwegspiegel – entwickeln sich imaginäre Oppositionen und der Therapeut muß manövrieren und taktieren (Fisch et al. 1983). Deshalb wird im Problemlösungsansatz, trotz Ablehnung strukturalistischen Denkens, die Grenze zwischen Therapeut und Klient und die Subjekt-Objekt-Trennung der traditionellen Therapie aufrechterhalten. Die Arbeit der Kurztherapeuten am MRI kann als ein Übergang angesehen werden, als eine Position zwischen Strukturalismus und Poststrukturalismus.

Die Lösung im Brennpunkt

Bis zum Jahre 1978 war am Brief Family Therapy Center die radikale Wendung der Perspektive vom Strukturalismus zum Poststrukturalismus voll im Gange.[6] Anstatt eine Grenze um den Klienten samt seinem Problem als das zu betrachtende System zu ziehen und damit eine Grenze zwischen Klienten und Therapeuten zu errichten, wurde die Grenze um den Klienten mit seinem Problem und den Therapeuten mit seinem Team als das zu betrachtende System gezogen (de Shazer 1982a, 1982b; Nunnally, de Shazer, Lipchik u. Berg 1986). Natürlich waren nicht alle Implikationen dieser Veränderung oder Umstrukturierung der Grenze sofort offensichtlich. Allerdings wurde eine systemübergreifende Kooperation fast unmittelbar als ein zentrales Element einer effektiven Therapie erachtet, was zum „Tod des Widerstands" führte (de Shazer 1984). Nach der Überwindung der Trennung zwischen Subjekt und Objekt wurde der therapeutische Wandel als Folge der Interaktion innerhalb des therapeutischen Systems selbst angesehen.

Bis 1982 waren einige der Implikationen der poststrukturalistischen Perspektive offensichtlicher und damit auch expliziter geworden. Wenn Therapeuten die Beschwerde des Klienten als Grund akzeptieren, die Therapie *zu beginnen*, ergibt sich aus derselben

6 Die traditionelle Grenze zwischen Klient und Therapeut bildet den Rahmen eines Teils der frühen Arbeit von de Shazer, wenn auch nicht der gesamten (de Shazer 1974, 1975).

Logik, daß sie auch die Aussage des Klienten über eine befriedigende Besserung als Grund akzeptieren sollten, die Therapie *zu beenden*. Aus dieser Überzeugung entwickelte sich die Vorstellung, daß die Ziele und Lösungen des Klienten wichtiger sind als die vom Klienten in der Sitzung vorgebrachten Probleme. Dies versetzte uns in die Lage, zwischen Lösungen und Problemen radikal zu unterscheiden[7] (de Shazer 1985), und dadurch das zu betrachtende System als ein System umzudefinieren, das Klient, Therapeut, Ziel (oder Lösung) und Team umfaßt. Das heißt, daß lösungsorientierte Therapie als das gemeinsame Bemühen von Therapeuten und Klienten angesehen wird, ein für alle akzeptables Ziel zu konstruieren.

Am BFTC (de Shazer 1985, 1988; de Shazer et al.1986) ist die Zahl der Sitzungen nicht beschränkt, der Durchschnitt pro Fall liegt bei 4,7. Die Therapie endet dann, wenn der Klient sein Therapieziel erreicht hat. Nach der zweiten Sitzung, die gewöhnlich eine Woche nach der ersten Sitzung stattfindet, werden die Zeitabstände zwischen den Sitzungen vergrößert. Jede Sitzung wird als eine potentiell letzte Sitzung angesehen, und selbst eine einzige Sitzung hält man für eine ausreichende Therapie, vorausgesetzt das Ziel des Klienten wird zu dessen Zufriedenheit erreicht.

Das auf Problemlösung ausgerichtete Modell (Weakland et al. 1974) fokussiert auf Interaktionssequenzen der Gegenwart. Es konzentriert sich auf die Beschreibung gescheiterter Lösungsversuche, das heißt auf Verhaltensweisen, die das Problem zufällig aufrechterhalten, und es versucht zu intervenieren, um diese Verhaltensweisen zu beenden. Das an der Entwicklung einer Lösung orientierte Modell ist mit dem auf Problemlösung ausgerichteten Ansatz verwandt, unterscheidet sich aber auch davon: Fokussiert wird auch auf Interaktionssequenzen der Gegenwart mit dem Ziel, Ausnahmen von der Regel der Beschwerde und Prototypen oder Vorläufer der Lösung zu beschreiben, die der Klient übersehen hatte. Die Intervention soll dem Klienten helfen, mehr von dem zu tun, was schon funktioniert.

Probleme werden als sich selbst erhaltend angesehen, einfach deshalb, weil sie sich selbst erhalten und weil die Klienten das

7 Dieser Standpunkt wurde uns als einzig vernünftige Interpretationsweise der Ergebnisse eines Forschungsprojektes aufgezwungen.

Problem als *immer vorhanden* beschreiben. Deshalb werden Zeiten, an denen die Beschwerde nicht auftritt, vom Klienten als unwesentlich abgetan oder bleiben völlig unentdeckt, dem Blick des Klienten verborgen. Tatsächlich ist nichts verborgen, aber obwohl diese Ausnahmen offen zutage liegen, werden sie vom Klienten nicht als Unterschiede, die einen Unterschied machen, wahrgenommen. Der Klient sieht das Problem als primär an (und die Ausnahmen, wenn er sie überhaupt wahrnimmt, als sekundär), während der Therapeut die Ausnahmen als primär ansieht. Interventionen sollen dem Klienten dabei helfen, eine ähnliche Umkehrung vorzunehmen, die zur Entwicklung einer Lösung führt.

Das an der Entwicklung einer Lösung orientierte Kurztherapiemodell fokussiert aktiv auf die therapeutische Situation, die sowohl den Therapeuten als auch den Klienten beinhaltet, das heißt, die methodologische Grenze wird um die Therapiesituation als System gezogen und damit der Subjekt-Objekt-Gegensatz verneint. De Shazer (1982a, 1982b, 1985, 1988) und seine Kollegen entwickelten eine interaktionelle, konstruktivistische, poststrukturalistische Konzeption, die sie als „Kooperation“ bezeichnen:

> Jede Familie (Individuum oder Paar) versucht auf eine einmalige Art und Weise zu kooperieren. Die Aufgabe des Therapeuten besteht zuallererst darin, sich selbst dieses besondere Verhalten klarzumachen und danach mit dem Verhalten der Familie zu kooperieren und dadurch einen Wandel zu fördern (de Shazer 1982a, S. 9 f.).

Wie der Klient seine Situation beschreibt oder die Wirklichkeit konstruiert, und was tatsächlich in der Sitzung geschieht, wird vom Therapeuten für bare Münze genommen und als Grundlage der Therapie benutzt. Dieses Modell einer lösungsorientierten Kurztherapie[8] fokussiert „sofort von Beginn der Sitzung an auf das ..., was der Klient schon macht, und zwar erfolgreich macht ... Die auf diese Art und Weise konstruierte therapeutische Aufgabe macht es dem Therapeuten relativ einfach, eine jeweils angemessene Intervention zu entwickeln (de Shazer 1985), da sie vom Klienten nur verlangt,

8 Siehe Anhang 1

fortzufahren, etwas zu tun. Dieser Prozeß der Lösungsentwicklung kann zusammenfassend als Hilfestellung beschrieben werden, einen nichterkannten Unterschied zu einem Unterschied zu machen, der einen Unterschied macht" (de Shazer 1988, S. 28).

Lösungsorientierte Kurztherapie wird in den nächsten Kapiteln exploriert. Das obige gibt nur den Kontext an, in dem dieser Ansatz entwickelt wurde oder entstand.

Teil II

6. Was bedeutet schon ein Name?

Fallbeispiel 1: Teil 1

> Sprache verhext, aber wir müssen in der Sprache bleiben, um die Verhexung zu kurieren.
>
> Staten 1984, S. 91

Humpelpumpel hatte unbedingt unrecht, als er sagte: „Wenn ich ein Wort benutze ... dann hat es die Bedeutung, die ich ihm zu geben beliebe – nicht mehr und nicht weniger." – „Die Frage ist bloß, ob Sie imstande sind, die Wörter so viele verschiedene Dinge bedeuten zu lassen", sagte Alice (Carroll 1977, S. 112). Und Humpelpumpel hatte absolut recht, als er fortfuhr: „Es geht nur darum, wer in diesem Fall der Herr ist. Ganz klar" (Carroll 1977, S. 112). Und die Antwort lautet, daß das Wort der Herr ist. Ein Wort bedeutet immer mehr und weniger, als wir ihm an Bedeutung geben.

Was passiert hier eigentlich?

Eine Frau und ihr Mann kamen zur Therapie, weil sie vor sechs Wochen plötzlich einen „unstillbaren" Wunsch auf Sex entwickelt hatte; sie war ihrer Meinung nach zu einer Nymphomanin geworden.

> **Nymphomanie**, gesteigerter und unkontrollierbarer Sexualtrieb bei der Frau, aus dem griechischen, *nymphe*, Braut, und *manie*, Verrücktheit.

Während der sechs Wochen hatte sie den Wunsch gehabt, mindestens einmal am Tag vor dem Schlafengehen Geschlechtsverkehr zu haben. Vor dieser Sitzung war es ihr zwei Nächte hintereinander gelungen, sich zu beherrschen, indem sie vollständig bekleidet auf den Decken schlief.

Die Therapeutin[1] versuchte, mit diesen Ausnahmenächten die Situation zu dekonstruieren, um an der Konstruktion der Beschwerde der Frau Zweifel zu wecken. Das heißt, die Therapeutin versuchte, diese Nächte, an denen sich das Ausnahmeverhalten zeigte, als Ausnahmen von der Beschwerde selbst mißzuverstehen. (Beschwerde bedeutet in diesem Zusammenhang sowohl die Verhaltensweisen, als auch deren Bedeutung.) Aber die Frau wollte nichts davon wissen, und es wurde weiter verhandelt. Wenn sie sich dazu zwingen müßte, vom Sex Abstand zu nehmen, dann hieß das für sie, daß ihre Ehe nicht gut war.

Die Therapeutin suchte weiter nach einem Element in der Beschwerde der Klientin (entweder in den Verhaltensweisen oder in den involvierten Bedeutungen), das als Fokus dienen könnte. Sie suchte eine Stelle, an der die Beschwerde ein unentscheidbares Element enthielt, das verwendet werden könnte, um mit der Konstruktion einer Lösung zu beginnen. Die Beschreibung, die die Klientin von ihren Beschwerden gab, wurde jedoch immer schlimmer. Sie wollte normalen, durch keinen Zwang vergifteten Sex (zirka drei Mal pro Woche). Sie wollte einschlafen, ohne vorher sexuellen Verkehr haben zu müssen. Ohne ihren täglichen „Schuß" Sex war sie nicht in der Lage, einzuschlafen. Nach ihrer Meinung hatte sie Sex aus den falschen Gründen. Ihre Nymphomanie sei ein in ihrer Kindheit verwurzeltes Problem, das eine gründliche Therapie erfordere.

In der weiteren Diskussion wurde der Mann miteinbezogen. Er beschrieb, wie sie sich mit der Nymphomanie quälte, während er selber unter großer Müdigkeit leide. Nach seiner Meinung brachte ihn das um die Gelegenheit, sich ihr gegenüber gefühlsbetont zu verhalten; anstatt ihr Liebhaber zu sein, sei er zu einer Sexmaschine geworden.

Ehemann: Ich halte es mehr für ein Schlafproblem bei uns beiden.
Therapeutin: Das frage ich mich auch. Vielleicht haben wir das bisher falsch gesehen?
Ehefrau: Haben sie ein Heilmittel gegen Schlaflosigkeit?

1 Insoo Kim Berg

Therapeut: Ich weiß nicht. Wir haben bisher gedacht, es handle sich um eine sexuelle Störung, aber es sieht inzwischen eher aus wie eine Schlafstörung.

Hatten Ehefrau und Therapeut die Sicht des Ehemannes – sein Mißverständnis der Situation – erst einmal akzeptiert, waren weitere Verhandlungen über die Beschwerde nicht mehr nötig, und Therapeut und Klient konnten bei der Konstruktion einer Lösung miteinander kooperieren.

Schlaflosigkeit (Insomnie), länger dauernde oder abnormale Unfähigkeit zu schlafen; aus dem Lateinischen *in*, nicht und *somnis*, Schlaf.

Jetzt ist die Beschwerde selbst unentscheidbar geworden: Die Verhaltensweisen haben zumindest zwei mögliche Bedeutungen (die weder das Wörterbuch noch diagnostische Handbücher miteinander in Verbindung bringen können):

1. Sie könnten eine sexuelle Störung sein (in Verbindung mit einer Schlafstörung), oder
2. sie könnten eine Schlafstörung sein (in Verbindung mit einer sexuellen Störung).

Darüber hinaus sind weitere Bedeutungen möglich:

3. Da beide im Bett vorkommen, könnten sie als verwandte Störungen angesehen werden mit dem Bett als Kontext[2] (de Shazer 1988), oder
4. es könnte sich um eine völlig andere Störung handeln (in Verbindung mit Sex- und Schlafstörungen).

2 Am Brief Family Therapy Center können diese zwei Beschwerden miteinander in Verbindung gebracht werden, da beide „das Bett als Kontext" beinhalten (de Shazer 1988). Wenn man die Situation in dieser Weise sieht, könnte eine Intervention konstruiert werden, bei der das Paar die Bettseiten tauschen oder den Ort des Bettes im Schlafzimmer verändern müßten. Als jedoch die Therapeutin gegen Ende der Sitzung danach fragte, berichtete das Paar von keinem Unterschied, als sie die Bettseiten tauschten, und auch die kürzliche Renovierung des Schlafzimmers, bei der die Betten verstellt wurden, hatte ihrer Meinung nach keinen Unterschied in der Beschwerde bewirkt.

Als sie sich über das Schlafproblem unterhielten, fiel der Frau auf, daß sowohl das „sexuelle Problem" als auch das „Schlafproblem" zu der Zeit aufgetreten war, als sie mit regelmäßigen täglichen, einstündigen Gymnastikübungen begonnen hatte. Könnte es sich um ein Gymnastikübungsproblem handeln? *An diesem Punkt der Sitzung war(en) die Bedeutung(en) dessen, was vor sich ging, in einem Nebel potentieller Bedeutungen verschwunden.*

Die Therapeutin fing an, Fragen über Schlaf und Nicht-Schlaf zu stellen, und suchte dabei nach Zeiten, an denen die Frau normal und ungezwungen einschlief, ohne erst Sex haben zu müssen. Vielleicht ließ sich in der von der Klientin kürzlich gemachten Erfahrung ein Modell für normales Einschlafen finden. Es gab einige seltene und unklare Ausnahmen, aber beide, Mann und Frau, taten sie als Zufälle ab.

Im Verlauf des Gesprächs wurde klar, daß das Etikett „Schlafproblem" für ihre Beschwerde nicht im selben Ausmaß mit pathologischen Bedeutungen belegt war wie das „Sexproblem". Da die Klientin diesen neuen Namen für ihr Problem akzeptierte, konzentrierte die Therapeutin die Diskussion auf die Schwierigkeiten einzuschlafen und betonte die Tatsache, daß eine gelegentliche Schlafstörung völlig normal sei. (Es ist natürlich leichter, für eine „normale Schwierigkeit" eine Lösung zu entwickeln, als für ein „sehr pathologisches Problem, das tief in meiner Kindheit verwurzelt ist".)

Freilich kann der Therapeut sich nicht einfach willkürlich eine neue Bedeutung oder ein neues Etikett aussuchen. Die neue Bedeutung muß in den Kontext, in das Gesprächsmuster passen (de Shazer 1988). In diesem besonderen Kontext war dies leicht, denn der neue Name für die Beschwerde räumte einfach der bisher als sekundär angesehenen Schlafstörung gegenüber der als primär angesehenen sexuellen Störung den Vorrang ein. Dies ist ein für poststrukturalistische und dekonstruktivistische Ansätze typischer Schritt.

Bis zum Ende der Sitzung hielt die Therapeutin das Gespräch ganz strikt auf einer Verhaltensebene und vermied jede weitere Diskussion von Gedanken, Gefühlen und Bedeutungen. Die Beschwerde der Schlafstörung wurde zu einer schlichten „technischen" oder „Verhaltensschwierigkeit", die mit technischen Mitteln zu lösen war.

Nach der Konsultation mit dem Team[3] hinter dem Einwegspiegel gab die Therapeutin der Frau einige Wahlmöglichkeiten:

1. Vielleicht könnte sie probehalber ihre Gymnastikübungen einstellen; oder
2. (a) falls sie eine Stunde nachdem sie sich ins Bett gelegt habe immer noch wach sei, sollte sie aufstehen und Hausarbeiten erledigen, die sie nicht ausstehen könne, wie zum Beispiel Backofen sauber machen; oder
   (b) falls sie eine Stunde nachdem sie sich ins Bett gelegt habe immer noch wach sei, sollte sie mit weit geöffneten Auge liegen bleiben und sich darauf konzentrieren, daß ihre Zunge nicht die Oberseite ihres Mundes berührt.[4]

Bevor er nach dem Abendessen ins Bett ging, sollte Ihr Mann eine Münze werfen, um zu entscheiden, ob sie in der Nacht (a) oder (b) anwenden würde.

Zwei Wochen nach dieser Sitzung schickte die Frau der Therapeutin einen Brief, in dem sie ihr und dem Team dankte, daß sie erkannt hatten, daß ihre „unstillbare Lust auf Sex" nur „ein Symptom ihrer Schlaflosigkeit" war. Sie schrieb, daß „meine Schlafmuster und meine Libido sofort wieder normal wurden". Sie erwähnte nicht, ob sie und ihr Mann jemals die Vorschläge des Teams ausführten. Vielleicht reichte der neue Name mit den beigefügten Bedeutungen aus, um das Problem der Klientin zu lösen, und die Vorschläge waren unnötig.

Therapeutische Mißverständnisse

Wörter sind wie Güterzuglokomotiven, die mit all ihren früheren Bedeutungen gefüllte Güterwaggons hinter sich herziehen.

> Um den Sinn der Wörter darzulegen, müssen wir die Szenen ihres Gebrauchs darstellen; und diese Szenen werden wiederum in Worten dargestellt; die Wörter *sind* Szenen, wenn ihre Materialität und Figurationskraft freigesetzt werden. Derrida und Wittgenstein stützen sich beide, wenn auch sehr unterschiedlich, auf Figuration, Bild und Metapher, allgemein ausgedrückt auf *Stil* (Staten 1984, S. 26).

4 Beides sind traditionelle Interventionen der Kurzzeittherapie, die sich als nützlich erweisen können, wenn der Klient über „Schlaflosigkeit" klagt.

Wenn die Klientin das Wort ‚Nymphomanie' benutzt, bringt sie zu diesem speziellen Gebrauch alle früheren Bedeutungen mit, die das Wort für sie hatte. Wenn Sie als Leser das Wort „Nymphomanie" lesen, bringen Sie in diesen Kontext alle früheren Bedeutungen mit, die das Wort für Sie hatte, wie auch der Therapeut und das Team, wenn sie das Wort hören. Der Therapeut „versucht, das Element im untersuchten System zu finden [in ihrem Gespräch über die Beschwerde, Ziele usw. des Klienten], das alogisch ist, den Faden ... der alles auflöst, oder den lockeren Stein, der das gesamte Gebäude zum Einsturz bringt" (Miller 1976, S. 341).

Nun können Sie als Leser nicht wissen, ob das, was das Wort „Nymphomanie" für Sie im Moment bedeutet, auch das war, was es vor 24 Stunden für Sie bedeutet hat, und Sie können auch nicht wissen, ob es in 24 Stunden für Sie dieselbe Bedeutung wie in diesem Augenblick. Als Autor dieser Zeilen bin ich in keiner besseren Position. Daher ist es nur zu offensichtlich, daß in einem Kontext des Schreibens und Lesens ein Mißverständnis wahrscheinlicher ist als ein Sich-Verstehen.

Im direkten Gespräch besteht zumindest die Gelegenheit, miteinander zu verhandeln, welche Bedeutung von „Nymphomanie" wir gebrauchen wollen. Aber auch im Gespräch kann ich annehmen, und das geschieht nur zu häufig, daß Sie und ich unter einem bestimmten Wort dasselbe verstehen, und Sie werden wohl nur zu oft von der gleichen Annahme ausgehen. Setzt man die vielen möglichen Bedeutungen des Wortes „Nymphomanie" oder eines anderen Wortes voraus, dann ist es sehr wahrscheinlich, daß wir uns mißverstehen.

Die Therapiesituation kann als eine Reihe von „Sprachspielen" angesehen werden, ein sich selbsterhaltendes linguistisches System, das Bedeutung schafft durch die Verhandlung zwischen Therapeut und Klient (siehe Kapitel 7). Was Therapeut und Klient während eines Interviews tun, ähnelt dem Schreiben oder Lesen eines Textes. Was der Rest des Teams hinter dem Einwegspiegel tut, ähnelt dem Lesen eines Textes. Wenn sie allein arbeitet, muß die Therapeutin alles selbst tun, während sie über das Interview nachdenkt. Demnach ist ein therapeutisches Interview eine Zusammenfügung verschiedener Mißverständnisse (Fehlinterpretationen), und die Bedeutung hängt davon ab, auf welches Mißverständnis oder auf welche Fehlinterpretation des Gesagten sich Therapeut und Klient einigen können: „Nymphomanie" wird als „Schlaflosigkeit" mißverstanden. Das

Sekundäre wird zum Primären und das Primäre zum Sekundären, und das Mißverständnis wird für die Klienten nützlich. Noch einmal: Wir können nach Wittgenstein nur dann wissen, was ein Wort bedeutet, wenn wir sehen, wie die Teilnehmer eines Gespräches es verwenden.

Folgt man metaphorisch dem zweiten Satz der Thermodynamik, dann ist Mißverständnis (Chaos) in der Therapiesituation viel wahrscheinlicher als Verständnis (Ordnung). Vielleicht besteht das Beste, was Therapeuten tun können, im kreativen Mißverstehen des von den Klienten Gesagten, damit die nützlicheren, vorteilhafteren Bedeutungen ihrer Wörter gewählt werden. Demnach gestattet ein kreatives Mißverständnis Therapeut und Klient, zusammen eine Realität zu konstruieren, die für den Klienten befriedigender ist.

Der obige Fall scheint in den poststrukturalistischen Diskurs zu passen, in dem Realität und Bedeutung durch Verhandlung entwikkelt und nicht durch die Suche nach allgemeinen Gesetzen und unbewußten Strukturen entdeckt oder aufgedeckt werden. Betrachtet man Therapie innerhalb dieses Bezugsrahmens, kann man sowohl Freud als auch Minuchin als Strukturalisten ansehen (beide suchen nach Bedeutung in einer zugrundeliegenden Struktur; Freud in der Psyche, Minuchin in der Familienstruktur); dagegen kann man Insoo Kim Bergs Dekonstruktion von Nymphomanie zwar als konstruktivistisch und poststrukturalistisch, aber sicherlich nicht als strukturalistisch ansehen.

7. Sprachspiele, System

Fallbeispiel 1: Teil 2

Im Gegensatz zu Poststrukturalisten nehmen Strukturalisten an, die Oberflächenstruktur könne, zumindest für die Muttersprachler, übersetzt werden – transformiert und abgeleitet von der zugrundeliegenden Tiefenstruktur oder dem Unbewußten –, und deshalb gäbe es eine wahre Bedeutung für einen Begriff, gleichgültig ob es sich um einen Begriff wie „Nymphomanie“ oder um „Hund“ handelt. (Natürlich kann der Einzelne das Wort falsch oder das falsche Wort verwenden.) „Hund“ verweist auf diese bestimmte und nicht auf eine andere Art von Kaniden („Wolf“). Aus „Hund“ kann sicherlich nicht „Katze“ werden. „Nymphomanie“ bedeutet „ein sexueller Zwang der Frau“ und nicht „ein sexueller Zwang des Mannes“ und auch kein anderes sexuelles Problem, das eine Frau haben könnte. Innerhalb eines strukturellen Bezugsrahmens kann aus „Nymphomanie“ jedenfalls nicht „Schlaflosigkeit“ werden.

Wittgenstein zeigt jedoch auf, daß die Bedeutung der Wörter durch den Gebrauch der verschiedenen Teilnehmer innerhalb eines spezifischen Kontextes festgelegt werden. „Hund“ kann in einem spezifischen Kontext (einem Sprachspiel) zu „Katze“ werden, beispielsweise in einem Gespräch über vierbeinige Haustiere. Auf ganz ähnliche Weise wird in einem lösungsentwickelnden Sprachspiel „Nymphomanie“ zu „Schlaflosigkeit“ und beide dann zu „einem Ergebnis täglicher Gymnastikübungen“. Innerhalb dieses Kontextes bedeutet Nymphomanie nicht mehr der sexuelle Zwang einer Frau, sondern verweist auf ein anderes Zeichen; es bedeutet „Insomnie“, was nicht mehr eine „Schlafstörung“ bedeutet, sondern auf „Nymphomanie“ zurückverweist. Beide bedeuten schließlich „tägliche Gymnastikübungen“, was nichts mit körperlicher Fitneß zu tun hat, sondern statt dessen Nymphomanie und Insomnie bedeutet.

Zeichen, Wörter oder Begriffe scheinen nach Ansicht der Poststrukturalisten zu flottieren oder zu gleiten: Ein Zeichen oder ein Begriff bedeutet oder verweist einfach auf ein anderes Zeichen bzw. einen anderen Begriff. „Hund" ist von „Katze" deutlich verschieden, aber die Grenze zwischen den beiden ist nicht gesichert. Ihre Bedeutungen flottieren und gleiten in einem bestimmten Kontext. „Hund" kann sehr wohl auf „Katze" verweisen und beide können „Haustiere" oder „Fleisch" bedeuten. „Nymphomanie" unterscheidet sich durch die Schreibweise deutlich von „Insomnie", allerdings ist, wie das Fallbeispiel zeigt, die Grenze zwischen ihnen nicht scharf. Und die Grenze zwischen ihnen und „tägliche Gymnastikübungen" ist ebensowenig fest. Derrida verweist darauf, daß man sich auf Grenzen nicht verlassen kann. Der Fokus auf Insomnie während des Interviews und in der Intervention am Ende der Sitzung soll eine äußere Beschränkung auferlegen, er versucht, das Weggleiten der Bedeutungen aufzuhalten. Die Veränderung oder Transformation, die durch die Inversion von Begriff und Kriterien zustande kam, die Umkehrung der Hierarchie, muß aus pragmatischen, therapeutischen Gründen festgehalten werden. Der Name des Problems ist jetzt „Insomnie" (und bedeutet, was immer es für das Paar bedeutet), und von dort entwickelt sich irgendwie eine Lösung, ein „neues, befriedigenderes Leben begann". Dieses neue, befriedigendere Leben beinhaltet das gesamte Bedeutungspaket, das durch die Beendigung der Insomnie mitgeschleppt wird – und beinhaltet auch das so wichtige Ende der „Nymphomanie".

Eine Methode, das an der Therapiepraxis beteiligte System zu konzeptualisieren und zu beschreiben, besteht in der Verwendung eines von Ludwig Wittgenstein entwickelten Bezugsrahmens. Die Therapiepraxis wird als ein Beispiel einer Tätigkeit angesehen, die eine Reihe verwandter, aber unterschiedlicher „Sprachspiele" (Wittgenstein 1958) impliziert. „Ich werde auch das Ganze: der Sprache und der Tätigkeiten, mit denen sie verwoben ist, das ‚Sprachspiel' nennen" (Wittgenstein 1968, §7). Ein Sprachspiel[1] ist eine Tätigkeit, die in sich selbst als eine vollständige Sprache angesehen wird, ein

1 Wir lernen Spiele, und die Grundlage dieses Lernens ist Training, nicht das Befolgen von Regeln. Mit Training folgen wir nach Wittgenstein – während wir ein Spiel spielen – den Regeln blind (nicht bewußt und absichtlich), wie ein Fluß seinem Bett folgt.

vollständiges System menschlicher Verständigung.[2] Sprachspiele sind vollständig in dem Sinn, daß man hat, was man hat, und es mehr nicht gibt. Es ist nicht nötig, den Dingen auf den Grund zu gehen oder zu sehen, was dahintersteckt, da alles, was man braucht, offen daliegt. Nichts ist versteckt.

Sprachspiele sind kulturell geteilte und strukturierte Tätigkeiten, die sich darauf konzentrieren, wie Menschen Sprache gebrauchen, um zu beschreiben, zu erklären und zu rechtfertigen. Sprachspiele sind Tätigkeiten, durch die soziale Realitäten und Beziehungen konstruiert und aufrechterhalten werden. Die Zeichen (oder Züge) während des Spiels bestehen aus Sätzen (oder Zeichen), die aus Worten, Gesten, Gesichtsausdrücken, Haltungen, Gedanken usw. zusammengesetzt werden. Da dies ein vollständig in sich selbst abgeschlossenes System ist, kann ein bestimmtes Zeichen nur in dem Kontext des betreffenden Tätigkeitsmusters verstanden werden. Demnach hängt die Bedeutung eines Wortes vollkommen davon ab, wie die Teilnehmer an dem Sprachspiel das Wort verwenden. Wäre der Kontext völlig unterschiedlich, würde das Spiel nicht gespielt werden; es wäre dann ein völlig anderes Spiel.

> „Wie ein Schachzug nicht allein darin besteht, daß ein Stein so und so auf dem Brett verschoben wird, – aber auch nicht in den Gedanken und Gefühlen des Ziehenden, die den Zug begleiten; sondern in den Umständen, die wir nennen: ‚eine Schachpartie spielen', ‚ein Schachproblem lösen' und dergl. (Wittgenstein 1971, § 33), so ist auch das Zeigen und Benennen und das Verstehen solcher Gesten nicht an sich bedeutungsvoll, noch aufgrund eines geistigen Aktes oder Prozesses, der sie begleitet. Vielmehr sind sie in einer Sequenz enthalten und erhalten ihre Bedeutung innerhalb dieser Sequenz durch ein „Vorher" und ein „Nachher". Es gibt „charakteristische Erfahrungen", die unsere Akte des Zeigens und Intendierens begleiten, aber diese können abwesend sein. Und ob diese Erfahrungen anwesend oder abwesend

2 Tatsächlich kann Familientherapie als ein Sprachspiel angesehen werden, da sowohl das Schreiben als auch das Reden darüber „sinnstiftende Gewohnheiten und Konventionen" erfordern, „die die Sprache befähigen, ihre legitimen Funktionen in der Welt zu erfüllen" (Norris 1983, S. 36).

> sind, die *Bedeutung* der Geste würde von ihnen unabhängig sein: „[Es] käme doch auf die Umstände an – das heißt, auf das, was vor und nach dem Zeigen geschieht (Wittgenstein 1968, § 35)" (Staten 1984, S. 72).

Hans Rudi Fischer (1987) beschreibt die methodologische Funktion von Sprachspielen als

> eine Untersuchungsmethode oder eine Betrachtungsart. Sie fokussiert auf eine kleinere Einheit (Sprachspiel), die leicht übersehen werden kann, und ermöglicht deshalb, den Mechanismus der Sprache zu analysieren, ohne gegen den Nebel des gesamten Sprachsystems ankämpfen zu müssen (S. 171).

Die therapeutische Beziehung ist eine auf Verhandlung, Konsens und Kooperation aufgebaute Unternehmung, bei der der lösungsorientierte Therapeut und der Klient gemeinsam verschiedene Sprachspiele produzieren, die auf (a) Ausnahmen, (b) Zielen und (c) Lösungen fokussieren (de Shazer 1985, 1988). All diese werden ausgehandelt und produziert, während Therapeuten und Klienten mehrdeutige Ereignisse, Gefühle und Beziehungen zusammen mißverstehen, verstehen und deuten. Indem sie das tun, schreiben Therapeut und Klient gemeinsam den verschiedenen Aspekten im Leben des Klienten Bedeutung zu und rechtfertigen Handlungen, die darauf zielen, eine Lösung zu entwickeln.

Wittgenstein scheint manchmal eine „private Sprache" zu leugnen – ein Argument, das gegen die introspektive Psychologie und gegen den Behaviorismus gerichtet ist. Die Frau kann sicherlich *wissen*, daß sie eine Nymphomanin ist. Wenn sie sagt, sie sei eine Nymphomanin, ist das allerdings nicht damit identisch, daß sie auch „Nymphomanie" hat oder „eine Nymphomanin ist". Um das aber anderen mitzuteilen, muß sie das Verhalten in Sprache kleiden. Hierbei werden „äußere" Kriterien benötigt, damit sie von anderen verstanden werden kann. Wie wir im vorhergehenden Kapitel gezeigt haben, lassen sich diese Kriterien verwenden, um ihren Begriff von sich selbst als Nymphomanin zu dekonstruieren.

Dieser Gebrauch des „Begriffs ‚Sprachspiel' mit all seinen Implikationen stellt sich als Werkzeug einer methodologisch behavioristischen Psychologie ‚innerer Zustände' heraus" (Fischer 1987, S.

171), wo „ein ‚innerer Vorgang' äußerer Kriterien [bedarf]" (Wittgenstein 1968, § 580), damit die an einem Sprachspiel Beteiligten zu einer gemeinsamen Bedeutung gelangen können.

Nach Fischer „ist Wittgenstein hinsichtlich des Begriffs ‚Sprachspiel' ein Advokat eines *methodologischen* Behaviorismus. Äußere Kriterien bilden die Grundlage für den Gebrauch psychologischer Prädikate bezüglich anderer Personen. Methodologisch ist dies eine behavioristische Position, denn sie verneint nicht einen ‚inneren Prozeß', sondern zeigt, daß unsere Sprache über geistige Zustände deren eigentliche Existenz voraussetzt" (1987, S. 172).

Wittgenstein sagt nicht, daß persönliche Erfahrungen nicht existieren. Er sagt bloß, daß wir einen öffentlichen Bezugsrahmen, ein Sprachspiel, benötigen, um unserem Sprechen über Gefühle und andere persönliche Erfahrungen einen Sinn zu geben. Wittgenstein sagt nur, daß wir über persönliche Erfahrungen nicht ohne einen öffentlichen Bezugsrahmen, ohne ein Sprachspiel sprechen können.

Diese Sichtweise von Therapie als einer Tätigkeit, bei der verschiedene Sprachspiele beteiligt sind, ist verwandt mit einer Orientierung an Wörtern, ähnlich jener, die von Mehan und Willis (1988) als „dialogische Orientierung" beschrieben wird. Sie bemerken, daß

> die Idee konkurrierender Bedeutungen mehrdeutiger Ereignisse auf einer Anschauung von Sprache beruht, die durch die Vorstellung von Wörtern in einem Territorium oder einem Konversationsraum verstanden werden kann. Konzeptualisiert man den Konversationsraum in einem persönlichen Sinn, folgert man, daß Individuen die Bedeutung, das Territorium besitzen. Bedeutungen werden privat von einem einzelnen Sprecher gesammelt und einem passiv empfangenden Hörer übermittelt ... Konzeptualisiert man Wörter in einem dialogischen Sinn, ... folgert man, daß das Territorium gemeinsamer Besitz ist ... Für die dialogische Sichtweise liegt Bedeutung weder *in* dem Sprecher noch in dem Hörer; sie liegt *zwischen* dem Absender und dem Adressaten (S. 364).

Wie wir im vorhergehenden Kapitel gesehen haben, hängt demnach die Bedeutung des Begriffes Nymphomanie oder jedes anderen Wortes/Begriffes davon ab, was in dem Gespräch geschieht. Die Frau und ihr Mann brachten eine Reihe von Bedeutungen für das Nymphomanie genannte Problem mit zur Sitzung, die Therapeutin und das Team ebenfalls – genau wie Sie, die Leserin und der Leser, bei der ersten Erwähnung des Wortes. Aber im Verlauf des Gesprächs veränderte sich die Bedeutung des Begriffes: Eine der Definitionskriterien, die die Frau für das Wort/den Begriff Nymphomanie hatte, eine der Bedeutungen, die Nymphomanie für sie hatte, nämlich Insomnie, wurde zum neuen Namen für das Problem. Das heißt, das sekundäre und nachgestellte Kriterium wurde zum primären: Durch Verhandlungen wurde Nymphomanie zu einem einfachen Kriterium von Insomnie.

Sprachspiele, als ganze und vollständige Systeme menschlicher Verständigung, können als Systeme gemeinsamer Bedeutungen und gemeinsamen Verhaltens verstanden werden. In diesen Sprachspielen erhalten oder erwerben Wörter, Gesten usw. ihre Bedeutungen. Methodologisch sind Sprachspiele innerhalb der als „Therapiepraxis" bekannten Tätigkeit das „System", das einer Untersuchung am ehesten zur Verfügung steht, um zu verstehen, worum es bei der Therapie geht. Es sind Sprachspiele, die ebenso als Grenzen der Bedeutungsmöglichkeiten fungieren wie als Grenze gegen den Unsinn.

Interaktioneller Konstruktivismus oder allgemeine Merkmale eines Systems

Für einen Beobachter sieht es so aus, als ob der Therapeut und der Klient Regeln befolgen, wenn sie miteinander sprechen. Wie der Beobachter diese Regeln oder die Grammatik der Sprachspiele beschreibt, hängt davon ab, was er über die spezifische Tätigkeit oder die Art des Sprachspiels weiß. Ein zielsetzendes Sprachspiel erfordert eine andere Logik, eine andere Grammatik als ein Sprachspiel, das auf Problemdefinition fokussiert. Die Grammatik definiert, um was für ein Sprachspiel es sich handelt. Nach Wittgenstein ist „die Grammatik keiner Wirklichkeit Rechenschaft schuldig. Die grammatischen Regeln bestimmen erst die Bedeutung (konstituieren sie) und sind darum keiner Bedeutung verantwortlich und insofern willkürlich" (1975b, S. 184).

Dieses Sprachsystem, die Kommunikation zwischen Therapeut und Klient, hat Merkmale, die denen anderer Systeme ähneln (siehe Kapitel 2).

Ganzheit
Nach Wilden (1980)

> sind Begriffe ... rein unterscheidend. Sie sind durch ihren Inhalt nicht positiv definiert, sondern negativ durch ihre Beziehung zu den anderen Begriffen des Systems. Das zu sein, was andere nicht sind, ist die exakteste Charakterisierung (S. 225).

Der Begriff „N", Nymphomanie-mit-ihrem-Kriterium-Insomnie, ist vom Begriff „I", Insomnie-mit-ihrem-Kriterium-Nymphomanie, recht verschieden. Ein Begriff ist eindeutig das, was der andere nicht ist. Läge die Bedeutung des Begriffes N nur *innerhalb* der Frau (bei einem Fall von Nymphomanie muß es notwendigerweise eine tiefere, *zugrundeliegende Pathologie* geben), wäre die Inversion von N nach I nicht möglich gewesen, da die Bedeutungen nicht hätten verhandelt werden können. Dieser Unterschied zwischen N und I macht sowohl für das therapeutische Gespräch als auch für die erwähnten Veränderungen der Frau und auch für die nicht erwähnten Veränderungen, die sich notwendigerweise zwischen Mann und Frau ergeben haben, einen Unterschied: Er kann wieder ihr Liebhaber sein und hat nicht nur Sex mit ihr, um ihren zwanghaften Trieb zu befriedigen.

Natürlich beinhaltet die Inversion, der Schritt von Begriff N zu Begriff I, eine Änderung der Beziehung zwischen Nymphomanie und Insomnie; eine Änderung der Beziehung zwischen dem Therapeuten und dem Paar (Frau plus Mann) und zwischen Frau und Mann; und die Inversion ändert auch die Sicht der Ehepartner, sich selbst angesichts der Nymphomanie (ihre Bedeutungen vorausgesetzt) als hilflos zu sehen. Sie sehen sich jetzt selbst als Paar, das mit Hilfe eines technischen Mittels Insomnie heilen kann.

Übersummativität

Am Ende des Gesprächs sind die beiden Begriffe N und I zweifelsohne voneinander verschieden. Addiert man die beiden Begriffe (N + I), führt das nur zu Mehrdeutigkeit. Keiner, weder Therapeutin, Klientin, Autor noch Leser, wüßte, was in diesem Gespräch eigentlich geschieht. Diese Mehrdeutigkeit wurde gelöst, indem Therapeutin und Klient miteinander verhandelten und zusammen entschieden, daß es sich bei diesem Problem um eines handelt, das mit den für eine Schlafstörung angemessenen technischen Mitteln gelöst werden kann.[3]

Äquifinalität, Multifinalität

Offensichtlich hätte das Interview einen anderen der möglichen Pfade des Labyrinths eingeschlagen, wenn die Therapeutin und der Klient nicht in der Lage gewesen wären, die Inversion der beiden Begriffe auszuhandeln; vielleicht wäre am Ende nur die Mehrdeutigkeit als eigentliche Bedeutung des gesamten Gesprächs geblieben, oder das Gesprächsthema hätte sich nur um Nymphomanie gedreht. Der Gesprächsverlauf oder das Ende der Sitzung wurde nicht durch die ursprünglich von der Therapeutin, der Frau und dem Mann in die Sitzung mitgebrachten Bedeutungen bestimmt. Selbst die Inversion der Therapeutin beherrschte nicht den Rest der Sitzung; wahrscheinlich bestimmte sogar die Tatsache, daß der Schritt von den Klienten akzeptiert wurde, nicht unbedingt den Endzustand. Womöglich wurde die Sitzung als Ganzes nicht einmal von dem determiniert, was im Leben außerhalb des Therapiezimmers geschah und die Frau veranlaßte, von der erfolgreichen Lösung des Problems zu schreiben.

Ziehen wir einen Schlußstrich und sagen, daß der Abschluß des Gesprächs mit einigen Vorschlägen ein Endzustand ist, dann könnten alle möglichen unterschiedlichen Ausgangsbedingungen oder Anfangszustände dazu führen, daß Therapeut und Team dieselben Vorschläge machen. Denn für diese Vorschläge (sind Sie in einer Stunde nicht eingeschlafen, tun Sie (a) etwas Unangenehmes bzw. halten Sie (b) Ihre Augen offen und vermeiden Sie, daß Ihre Zunge an den Gaumen stößt), benötigt man nur eine Beschwerde über Schlaflosigkeit. Betrachtet man nur die abschließende Intervention, sagt das nichts über die Wege aus, die zu dieser spezifischen Mitteilung führten.

3 Wäre die Mehrdeutigkeit am Ende der Sitzung immer noch gegeben gewesen, hätte die abschließende Intervention sie detailiert aufgeschlüsselt und mit einer Aussage geendet, die so ähnlich hätte lauten können: „Wir wissen nicht, was sie ... zuerst tun werden“ (de Shazer 1985, S. 52). Damit wäre impliziert, daß der Kient etwas *tut*, was zumindest die Mehrdeutigkeit lösen, wenn nicht sogar zu einer Lösung führen würde.

Ziehen wir einen Schlußstrich und bezeichnen den Brief der Klientin, in dem sie über die Lösung des Problems berichtet, als Endpunkt, dann gibt es im therapeutischen Gespräch nichts, das mit Notwendigkeit auf ein solches Ergebnis hindeutet. Vielleicht ist zwischen Sitzungsende und dem Schreiben des Briefes etwas geschehen, das sie zu der Aussage veranlaßte, das Problem sei gelöst: Was immer geschah (X), hätte mit oder ohne die Therapiesitzung geschehen können. Wir können nicht wissen, ob die Therapiesitzung alleine, die Therapiesitzung plus X oder X alleine die Lösung ermöglicht haben. Wir können nur über die Sitzung und den Brief selbst etwas wissen: In dem Brief schreibt sie die Lösung und den Erfolg der Therapie zu.

Zirkuläre Kausalität, Nichtlinearität

In Systemen gibt es keine einfachen, linearen Ursache-Wirkungsbeziehungen. Wir können nicht wissen, welches Ereignis (beschrieben in unseren Beschreibungen des Gesprächs) die Lösung des Problems „verursachte"; wir können nicht wissen, ob die gesamte Ereignissequenz die Lösung „verursachte"; wir können nicht wissen, ob die Eliminierung eines Ereignisses oder eine andere Reihenfolge der Ereignisse vielleicht einen Unterschied gemacht hätten; wir können nicht wissen, ob vielleicht ein hypothetisches Ereignis außerhalb der Therapie die Lösung „verursachte", usw.

Wir haben nur so viel, wie wir nun einmal haben, und mehr gibt es nicht. Das Ganze des „Systems", diese Tätigkeit mit ihren besonderen Sprachspielen, ist für sich genommen die beste ~~Erklärung~~ oder Beschreibung. (Dieses Durchstreichen signalisiert ein zwar benutztes, aber nicht als ganz zutreffend verstandenes Wort. „Der Gedanke ist: Da das Wort ungenau ist, oder vielmehr inadäquat, wird es durchgestrichen. Da es notwendig ist, bleibt es lesbar" (Sarup 1989, S. 35). Kein anderes Wort erfüllt ganz den Zweck. Dieses Verfahren ist der Arbeit Martin Heideggers entlehnt.)

Wir können beschreiben, was passierte, und wir können sogar ein Videoband der Sitzung anschauen und den Brief lesen, aber wir können nicht wissen, was die Lösung „verursachte", und in diesem Sinn kann es keine Erklärung, keine Begründung dafür geben. Wir können für das, was passierte, keine Gründe angeben, wir können nicht „hinter" das Geschehen blicken oder auf das, was ihm zugrunde liegt; jenseits der Beschreibung können wir nur spekulieren.

Vielleicht sollten wir deshalb den Begriff ~~Ursache~~ oder ~~Kausalität~~ zur Seite legen. Vielleicht sollten wir einen Wittgensteinschen Schritt machen und sagen, da wir über Kausalität nichts wissen können, könnten wir genauso gut so tun, als ob sie nicht existierte, und sehen, was passiert.

8. Der Begriff ~~Problem~~[1] -Ausnahme

Fallbeispiele 2 und 3

Patienten, die zu dir kommen, kommen, weil sie nicht genau wissen, weshalb sie kommen. Sie haben Probleme, und wenn sie wüßten, um was es sich handelt, wären sie nicht gekommen. Und da sie nicht wissen, worum es sich bei ihren Problemen eigentlich handelt, können sie es dir nicht sagen. Sie können dir nur eine recht verworrene Schilderung dessen geben, was sie denken. Und du (der Therapeut) hörst mit deiner Erfahrung zu, und du weißt nicht, was sie sagen, aber hoffentlich weißt du, daß du es nicht weißt. Und dann mußt du versuchen, etwas zu tun, um in dem Patienten eine Veränderung zu induzieren … irgendeine kleine Veränderung, denn der Patient will eine Veränderung, sei sie auch noch so klein, und er wird das als Veränderung akzeptieren. Er wird nicht groß auf das Ausmaß der Veränderung schauen. Er wird das als eine Veränderung akzeptieren, und er wird sich entsprechend verhalten, und die Veränderung wird sich in Übereinstimmung mit seinen eigenen Bedürfnissen entwickeln … Das Ganze erinnert sehr stark an einen Schneeball, den man einen Berghang hinunterrollen läßt. Er fängt als kleiner Schneeball an, aber beim Hinunterrollen wird er größer und größer … und wird zu einer Lawine, die sich der Form des Hanges anpaßt.

Milton Erickson,
zitiert nach Gordan u. Meyers-Anderson 1981, S. 16 f.

Problem, 1. eine zum Zwecke einer Lösung oder Erörterung aufgeworfene Frage; **2.** eine Frage, Angelegenheit, Situation oder Person, die verwirrend oder schwierig ist; **3.** in der Mathematik, alles was zu tun ist oder es erforderlich macht, daß etwas getan wird. Der *Thesaurus* listet folgende Wörter

1 Das Durchgestrichene wird hier wieder verwendet, um anzuzeigen, daß der Begriff zwar benutzt, aber nicht wirklich gemeint ist.

auf: Verwirrung, Rätsel, Schwierigkeit, Änigma, Mysterium, Puzzle, Dilemma, Zwangslage, Haken.

Im klinischen Kontext können wir auf der Grundlage des Lexikons und des Thesaurus „Problem" in vielfältiger Weise interpretieren. Es gibt eine Möglichkeit, die vom Klienten in die Therapie mitgebrachten Probleme so zu sehen, daß sie bestens in die letzte Wörterbucheintragung (3.) und Ericksons Anordnung passen: alles, was es erforderlich macht, daß etwas getan wird. Genauer ausgedrückt ist ein Problem ein Puzzle, ein Rätsel oder eine Zwangslage, die es erforderlich macht, etwas zu tun.

Wie in den vorhergehenden Kapiteln schon nahegelegt, kann es bei der Therapiepraxis bzw. der theoretischen Beschäftigung mit Therapie nützlich sein, diesen besonderen Sprachgebrauch mit den Mitteln der Sprachphilosophie zu untersuchen. Folgt man Jacques Derrida (1981), trägt jeder Begriff – insbesondere Familienähnlichkeitsbegriffe – schon den Keim seiner Dekonstruktion in sich.

Beispielsweise hatte das Problem „Nymphomanie" zu Beginn der Sitzung (beschrieben in Kapitel 6) die folgenden Kriterien:

1. Es war ein Zwang.
2. Es beinhaltete pathologischen Sex, ein tief in der Kindheit der Frau verwurzeltes Problem.
3. Es beinhaltete, aus den falschen Gründen Sex zu haben.
4. Es war ein Indikator für eine „schlechte Ehe".
5. Es diente als „Schlaftablette".

Dieses Problem wurde durch die Inversion des fünften Kriteriums zum primären Fokus eines Sprachspiels dekonstruiert, was die Klientin dazu brachte, ihr Ziel zu erreichen. Sie konnte wieder schlafen, konnte Sex aus den richtigen Gründen haben und sich selbst an einer guten Ehe beteiligt sehen.

Man muß nicht annehmen, daß zum Beispiel alle Probleme mit dem Etikett „Zwang" ähnlich sind bzw. daß sie sich von anderen Problemen mit anderen Etiketten ausdrücklich unterscheiden. Poststrukturalisten gehen eher von einer Ähnlichkeit der Probleme als von einer Differenz aus. Das heißt, „Phobien", „Zwänge", „Depressionen", „sexuelle Probleme" usw. können als Sprachspiele angesehen werden, bei denen Beschreibungen ähnlicher Prozesse der Formation, Benennung und Aufrechterhaltung von Problemen beteiligt sind. In der Therapiesituation können sie als Sprachspiele angesehen werden, die die Konstruktion einer Beschwerde über ein Problem, einer Problemlösung und einer Lösungsentwicklung beinhalten.

Wenn wir anstelle eines eher formalen Problemansatzes für die Beschreibung einer Situation einen Ansatz verwenden, der die Person in ihrem Kontext fokussiert, unterscheiden sich Klientenprobleme eher, als daß sie sich ähnlich sind. Das heißt, daß sich zwei „Phobie"-Fälle oder zwei „Depressions"-Fälle völlig voneinander unterscheiden, wenn es darum geht, in den Sprachspielen die Lebensumstände des Klienten, seine Familiengeschichte, den Problemausbruch, gescheiterte Lösungsversuche, Therapieziele usw. zu beschreiben.

Der ganze Begriff *Problem/Beschwerde* läßt sich so interpretieren, daß er einen anderen impliziert, nämlich *Nichtproblem/Nichtbeschwerde* (das heißt Ausnahmen[2], Zeiten, in denen die Beschwerde/das Problem nicht auftritt, obwohl der Klient Anlaß hat, damit zu rechnen)[3] und natürlich auch den Raum zwischen Problem und Nichtproblem oder die Lebensbereiche, in denen das Problem/Nichtproblem kein Thema ist und den Klienten nicht berührt. Dieser Raum zwischen Problem/Nichtproblem steht dem Klienten und dem Therapeuten ebenfalls zur Verfügung, um eine Lösung zu konstruieren.

> **Ausnahme**, alles was vom gewöhnlichen Muster oder Verlauf abweicht; der *Thesaurus* gibt an: nicht berücksichtigt, ignoriert, ausgeschlossen.

2 White (1988) führt an, daß das was er „einmalige Ereignisse" nennt, das gleiche sei, was wir als „Ausnahmen" bezeichnen (de Shazer 1985, 1988, de Shazer et al. 1986), und schreibt, daß die Begriffe austauschbar seien (S. 115). Das Wort „einmalig" legt jedoch nahe, daß es sich um ein einmaliges Ereignis handelt, und verfehlt einen zentralen Punkt: Ausnahmen sind Zeiten (vielmehr Beschreibungen von Zeiten), in denen die Beschwerde nicht auftritt; der Begriff „Ausnahmen" steht immer im Plural.
Ausnahmen von der Regel der Beschwerde werden immer als bis zu dem Punkt wiederholbar angesehen, an dem „die Ausnahme zur (neuen) Regel wird", eine Vorstellung, die der Begriff „einmalige Ereignisse" völlig verfehlt, denn er impliziert Nichtwiederholbarkeit.

3 Klienten beschreiben Ausnahmen bzw. Veränderungen vor Aufnahme der Therapie in mindestens zwei Drittel der Fälle (Weiner-Davis, de Shazer u. Gingerich 1987).

„‚Ausnahmen' sind jene Verhaltensweisen, Wahrnehmungen, Gedanken und Gefühle, die einen Gegensatz zur Beschwerde bilden und die zu einer Lösung führen können, falls sie vom Therapeuten verstärkt bzw. vom Klienten häufiger angewandt werden." (Lipchik 1988, S. 4). Der Begriff Problem/Beschwerde unterliegt *immer* der Möglichkeit von Zufällen bzw. Ausnahmen. Wie die meisten Begriffe ist er binär, er hat sowohl ein „Innen" als auch ein „Außen". Obwohl sich „Innen" und „Außen" unterscheiden, ist der Marker zwischen „Innen" und „Außen" keine unüberwindliche Barriere, die „die begriffliche Reinheit von X [Innen] von allem abgrenzt, was Nicht-X [Außen] ist" (Staten 1984, S. 18). Ist dieses „Außen" demnach eine notwendige und keine zufällige Möglichkeit; und wenn es immer und notwendigerweise möglich ist, ist der Begriff Ausnahme dann nicht eine *wesentliche* Möglichkeit und ein wesentlicher Aspekt des Begriffs ~~Problem~~ und macht ihn folglich *unentscheidbar*? Die *Unentscheidbarkeit* des Begriffes Problem/Beschwerde und anderer binärer oder oppositioneller Begriffe ist keine Frage einer einfachen Ambiguität. Vielmehr bezieht sich der Terminus *Unentscheidbares oder Nichtentscheidbares* auf Begriffe, „die nicht mehr innerhalb des philosophischen (binären) Gegensatzes verstanden werden können und ihm dennoch innewohnen, ihm widerstehen, ihn desorganisieren, aber *ohne jemals* einen dritten Ausdruck zu bilden, ohne jemals zu einer Lösung nach dem Muster der spekulativen Dialektik Anlaß zu geben" (Derrida 1981, S. 90). Binäre oder oppositionelle Begriffe sind unentscheidbar, weil sie den offensichtlich gewünschten Gegensatz zwischen dem, was „Innen" und dem, was „Außen" ist, außer Kraft setzen. „Innen" und „Außen" sind notwendigerweise offen für einander, sie kontaminieren sich gegenseitig. Aber ohne diese „Innen"/„Außen"-Unterscheidung gäbe es keine Bedeutung, keinen Unterschied. Durch den Gebrauch dieses Unterschieds wird in der Interaktion und in Sprachspielen Bedeutung konstruiert. Unterschiede eröffnen „Möglichkeiten, die unter den alten Formeln nicht denkbar waren" (Staten 1984, S. 24).

Fallbeispiel 2: Eine 50%-Verbesserung

Ein junger Mann kam zur Therapie, weil er sein Problem, sich entblößen zu müssen, lösen wollte. Während der Therapeut[4]

4 Steve de Shazer

> und der Klient darüber sprachen, wurde deutlich, daß der Klient sein Verhalten für zwanghaft hielt; er verspürte diesen Trieb bis zu fünfmal am Tag. Allerdings hatte sich der Klient in den vorhergehenden drei Monaten um 50 Prozent verbessert. Das heißt, daß er es schon vor Therapiebeginn schaffte, seinen Trieb um die Hälfte zu reduzieren.

Während der Klient und der Therapeut über die Beschwerde sprechen (ein Sprachspiel, das die Gründe für die Therapie angibt oder rechtfertigt), in diesem Falle über das Bedürfnis, sich zu entblößen, macht *jede* Erwähnung seines Nichtentblößens, wenn das Entblößen erwartet wird (da er den Trieb hat), den Begriff Zwang (ein Kriterium dieses ~~Problems~~) zu etwas *Unentscheidbarem*. Damit beginnt der Dekonstruktionsprozeß des ~~Problems~~ (und des Begriffes ~~Problem~~). Natürlich initiiert etwas *Unentscheidbares* schon das Sprachspiel der Lösungskonstruktion (Gespräche, die den Klienten zum Ziel führen), da die Ausnahme – sich nicht entblößen – ein Kriterium der Lösung (ein Sprachspiel, das spezifiziert, wie die Therapie zu beenden ist) und des Begriffes der Lösung ist, und kein Kriterium des ~~Problems~~.

Der Therapeut fokussierte dann das Gespräch auf diese Ausnahmen, diese Zeiten, an denen der Klient seinen Trieb, sich zu entblößen, beherrschte. Unter welchen Bedingungen schaffte er es? Unter welchen Bedingungen schaffte er es eher? Unter welchen Bedingungen schaffte er es am wenigsten? Der Klient war in der Lage, das, was er tat, wenn er seinen Trieb zügelte, zu beschreiben, aber keine seiner Strategien funktionierten immer.

Den Fokus auf diesen Ausnahmen anstatt auf das ~~Problem~~ zu lenken führt zur Inversion der angenommenen Hierarchie und verwandelt das scheinbar Sekundäre in das Primäre. Das heißt, in diesem therapeutischen Gespräch sind Zeiten, in denen er seinen Trieb bezähmt hat, für die Konstruktion einer Lösung wichtiger als Zeiten, in denen ihm das nicht gelingt. Das scheint dem gesunden Menschenverstand und der traditionellen strukturalistischen Position zu widersprechen, daß es etwas an der Wurzel des ~~Problems~~ gibt, etwas Verborgenes, das aufgedeckt und bearbeitet werden muß, um das ~~Problem~~ zu lösen.

> Während das Gespräch weiterhin darauf fokussierte, seine Triebe zu überwinden, beschrieb der Klient seine Versuche,

> seinen Hang zum exzessiven Trinken zu beherrschen (seit fünf Monaten hatte er nicht mehr getrunken) und seine fortgesetzten Versuche, seinen Hang zum Drogenkonsum bzw. -mißbrauch zu überwinden. Wiederum waren die meisten seiner Strategien recht wirksam, aber mit keiner gelang es ihm, alle seine diesbezüglichen Impulse zu überwinden. Seinen Hang zu trinken betrachtete er als ein weiteres Zwangsverhalten, und dennoch hatte er einen Weg gefunden, um sich während des vorhergehenden Jahres drei Monate lang zu enthalten.

Obwohl der Klient in der Lage war, seine mit den Ausnahmen assoziierten Verhaltensweisen ausführlich zu beschreiben – das Überwinden des Triebes, (a) sich zu entblößen, (b) exzessiv zu trinken und (c) Drogen zu nehmen –, hatte er wenig Vertrauen, daß sein Ansatz tatsächlich zu einer „echten" Lösung führen könnte. Wenngleich der Klient beschreiben konnte, daß diese Ausnahmen – Zeiten, zu denen die Beschwerde unerwarteterweise nicht auftritt – in 50 Prozent der Fälle vorkamen, nahm er das ~~Problem~~muster als das *dominante* wahr. Schließlich schienen die von ihm unternommen Schritte doch recht klein angesichts seiner Sicht der Probleme als Zwangsverhalten, das überwältigend und jenseits seiner Kontrolle war.

Willkürlichkeit, Spontaneität, Zufall

Der Klient beschrieb, daß die Ausnahmen regellos auftreten, und sah sie deshalb als zufällige Ereignisse an. Gleichgültig, welche Strategie er auch anwandte, die Bezähmung seines Triebes lag nicht in seiner Macht. Deshalb war es für ihn jedesmal, wenn die Beschwerde nicht auftrat, eine Überraschung, und die Ausnahmen – gleichgültig, wie oft sie auftraten und wie leicht die damit einhergehenden Verhaltensweisen für ihn auch auszuführen waren – betrachtete er nicht als Modelle, auf denen eine Lösung aufzubauen wäre.

Indem er Ausnahmen als unwichtig und außerhalb seiner Kontrolle beschrieb, versäumte er, sie als Beweis dafür zu interpretieren, daß sich sein Leben verbesserte und er seine zwanghaften Triebe immer häufiger bezähmen konnte. Wieviel Kontrolle seine Beschreibungen auch *implizieren* mögen, es ist schwierig, diese willkürlichen und zufälligen Bedingungen, die seine Ausnahmen als ein Mittel der Lösung umgeben, zu verschreiben, da er weiß, daß sie nicht immer funktionieren. Für den Klienten ist es sogar noch schwerer, Vertrauen in seine Fähigkeiten zu haben, die Ausnahmen zu wiederholen, wie häufig sie auch aufgetreten sein mögen. Alles, was er tun kann, besteht darin, die Strategie zu wiederholen und ohne allzu großes Vertrauen darauf zu hoffen, daß es zu einer bestimmten Zeit funktionieren wird. Darin liegt das Problem der Regellosigkeit. Wittgenstein (1975a) faßt es so zusammen:

> Wenn ich nun annehme, daß es eine regellose Reihe geben kann, so ist das eine Reihe, über die mir ihrem Wesen nach nichts anderes bekannt sein kann, als daß ich sie nicht kennen kann. Oder besser, daß sie nicht gekannt werden kann (§ 145).

Am Ende der ersten und zweiten Sitzung wurde dem Klienten die Hausaufgabe gegeben, am Abend vorauszusagen, ob es ihm am nächsten Tag gelingt, seinen Trieb, sich zu entblößen, zu beherrschen. Er sollte darauf achten, wann sich seine Voraussage als richtig erweist, und versuchen, die Gründe anzugeben, weshalb er in seiner Vorhersage recht oder unrecht hatte. In der zweiten Sitzung berichtete er, daß es ihm öfter gelang, seine Triebe zu beherrschen als in den Wochen vor der ersten Sitzung, obwohl seine Vorhersagen nicht stimmten. Er fand heraus, daß er an den Tagen, an denen er sehr beschäftigt war, Mittel und Wege fand, um seinen Trieb zu bezähmen; war er nicht sehr beschäftigt, schaffte er es nicht so häufig.

Die Voraussage von Regellosigkeit, Spontaneität und Zufall

Das erfolgreiche Beherrschen des Triebes, sich zu entblößen, konnte *nicht vorausgesagt werden*. Wird der Klient darum gebeten, die Ausnahme vorauszusagen, kann die Bedeutung oder der Begriff der Beschwerde allerdings unentscheidbar werden, weil die Bitte des Therapeuten impliziert, daß die Ausnahme vorhersagbar *ist*. Wird das Auftreten der Ausnahme als vorhersagbar angesehen, dann bedeutet das zumindest implizit, daß das Auftreten der Beschwerde als nicht vorhersagbar angesehen wird.

Es ist vernünftig, wenn der Klient vor Therapiebeginn voraussagt, daß eher das ~~Problem~~ auftreten würde als die Ausnahme, da er diese als unkontrollierbar ansieht. Es gibt jedoch für den Therapeuten überhaupt keinen Grund für die Annahme, daß Ausnahmen mehr dem Zufall unterliegen, als ein anderes Verhalten, sei das nun ein

Problem- oder ein Ausnahmeverhalten. Vielmehr scheint die Annahme berechtigt, daß diese „regellosen" Ausnahmen nicht regellos vorkommen, sondern tatsächlich in bestimmten, bisher noch unbeschriebenen Kontexten oder Mustern eingebettet sind, die, werden sie erst einmal beschrieben, vorhersagbar und dadurch verschreibbar sind.

Damit wäre klar, daß sowohl der Klient als auch der Therapeut eine Fortsetzung des problematischen Verhaltens sicher vorhersagen könnten. Auch die Annahme, daß die Trefferquote für das Auftreten willkürlicher Ausnahmen vorhergesagt werden könnte, scheint richtig zu sein, wenn auch das jeweilige spezifische Auftreten der Ausnahmen jenseits von Vorhersagen zu liegen scheint.

Das alles scheint eine Sache des gesunden Menschenverstandes zu sein: „Regellose" Ausnahmen sind nicht wirklich regellos, sie werden nur so beschrieben, weil uns die Bedingungen für eine Vorhersage nicht bekannt sind. Was nichts mit dem gesunden Menschenverstand zu tun hat, ist der Umstand, daß die Vorhersage von Ausnahmen die Häufigkeit ihres Auftretens zu steigern scheint. Bittet man beispielsweise einen Klienten, „jeden Tag vorherzusagen, ob Sie Ihren Impuls, am nächsten Tag Kokain zu nehmen, bezähmen können, und dann sehen Sie am Ende des Tages, ob Ihre Vorhersage sich als richtig erweist, und dann finden Sie die Gründe, weshalb Ihre Vorhersage richtig oder falsch war", so führt das häufig dazu, daß der Klient häufiger in der Lage ist, seinen Hang zum Kokainkonsum zu bezähmen, obwohl das involvierte Muster unbeschrieben bleibt.

Die Aufgabe, zufällige Ausnahmen vorherzusagen, wird entwikkelt, um eine sich selbsterfüllende Prophezeiung einzuleiten. Das heißt, das Vorhersagen einer atypischen Situation (daß der Klient z. B. seinen Impuls, sich zu entblößen, im Griff hat) kann zu Verhaltensweisen führen, die das Auftreten der Ausnahme wahrscheinlicher macht. Das wiederum verwandelt die typische Situation (sich entblößen) in eine atypische. Es ist, als ob der Klient die Elemente der Ausnahmemuster die ganze Zeit gekannt hätte, aber schlicht nicht in der Lage war, sie zu beschreiben. Es ist, als ob die Vorhersage der Ausnahme das Ausnahmemuster selbst auslöst, selbst wenn der Klient in den darauffolgenden Sitzungen nicht in der Lage ist, dieses Muster zu beschreiben. Man betrachtet die Vorhersage von Ausnahmen am besten so, als ob sie das gesamte, die Ausnahmen umgebende Muster betrifft, selbst dann, wenn das Muster unbekannt bleibt.

In der dritten Sitzung[5] berichtete er, daß er an 14 von 27 Tagen zwischen den Sitzungen solche Impulse verspürt hätte und daß er während dieser Zeitspanne alle Impulse außer einem hätte bezähmen können. Er konnte das Nichtauftreten des Dranges nicht erklären, es sei denn, es habe mit seinem Job zu tun, der ihn vollauf beschäftige. Er wurde gebeten, jeden Abend vorherzusagen, ob der nächste Tag ein drangfreier Tag sein würde. Drangfreie Tage dominierten weiterhin, bis er einige Monate später berichtete, daß er seit zwei Monaten völlig frei von diesen Impulsen gewesen sei, nicht mehr trinke, keine Drogen mehr nehme, und eine Arbeit habe. Sechs Monate später ging er aufs College und hatte eine Freundin.

Die Bedeutung des Begriffes „Exhibitionismus", eine sexuelle Dysfunktion des Mannes, wird von „Nicht-Exhibitionismus" abgetrennt. Ein Teil der Bedeutung, die „Exhibitionismus" für den jungen Mann hatte, bestand darin, daß das „Flitzen" das Ergebnis eines drängenden, überwältigenden Zwanges war, der unkontrollierbare Triebe, einen Wunsch nach Nähe und Intimität und, ganz wichtig, eine Flucht vor Langeweile, enthielt. Jedoch war selbst zu Beginn der Therapie die Grenze zwischen den beiden nicht fest: In 50 Prozent der Fälle konnte er seinen Trieb beherrschen. In diesem Fall war eines der Kriterien (unkontrollierbarer Zwang) vor der Inversion der Kriterien und des Problems/des Begriffes schon unterminiert. Das auf eine Lösung fokussierende Sprachspiel brachte diese Ausnahmen in die primäre Position und erweiterte das Feld, indem es das einschloß, was ausgeschlossen gewesen war. Aus pragmatischen und therapeutischen Gründen waren die Gespräche während der Sitzungen sowie die Interventionen darauf ausgerichtet, den Exhibitionismus auszuschließen und die Bedeutung der Situation zu stabilisieren, in der seine Zwänge beherrscht und überwunden sind.

Fallbeispiel 3: Vor fünf Tagen ...

Der Ehemann fing an, über Eheprobleme zu berichten und alle Schuld auf sich zu nehmen. Wie er das sah, war er depressiv, und aufgrund eines tiefsitzenden Ärgers auf seine Frau würde er immer

5 Mehr über diesen Fall finden Sie in Kapitel 10.

wieder sehr wütend. Er glaubte nicht, daß einer von ihnen sich scheiden lassen wollte, aber manchmal hatte er das Gefühl, daß sie an dem Punkt sei, das Ganze zu beenden. Ihrer Ansicht nach kommunizierten sie nicht miteinander. Das bedeutete, wenn sie redete, lief er davon; wenn sie ihn zur Rede stellte, lief er davon. Wenn sie nach ihm suchte, war er entweder berufstätig oder arbeitete am Haus.

Therapeut[6]**:** Wann war in letzter Zeit alles in Ordnung oder sogar noch besser?
Mann: Die letzten fünf oder sechs Tage …
Frau: … sofort nachdem ich dies hier abgemacht hatte.
Therapeut: Tatsächlich? Was war anders?
Mann: Ich hatte einfach wieder mehr Hoffnung, und wir haben miteinander geredet und beschlossen, es noch einmal zu versuchen.
Frau: Wir waren, äh, … höflich und haben nicht gestritten.
Therapeut: Wie würde sich ein Film dieser fünf Tage von einem Film der vorhergehenden fünf Tage unterscheiden?

Tatsächlich hatten sie zum ersten Mal seit Monaten miteinander geschlafen, die Familie aß zusammen, es gab ganz allgemein mehr Zuneigung. Er war während einer Arbeitspause spontan nach Hause gekommen, und sie hatten sich in einem Streit mit seiner Mutter miteinander verbündet, anstatt sich von seiner Mutter gegeneinander aufstacheln zu lassen.

Obwohl Ausnahmen häufig als mit den Beschwerden der Klienten verwandt interpretiert werden, können sie ebenfalls als Vorläufer von Zielen (Sprachspiele, die den Klienten dazu bringen, sich Ziele zu setzen und zu erreichen) und Lösungen (ein Sprachspiel, das das Ende der Therapie markiert) interpretiert werden. Das heißt, Zeiten, in denen die Beschwerden überraschenderweise nicht auftreten, können als (a) Zeiten, in denen man sich dem Ziel genähert hat, bzw. (b) das Rohmaterial für die Konstruktion einer Lösung betrachtet werden. Das Paar wollte gut miteinander auskommen – er wollte sich besser fühlen, weniger wütend sein, und sie wollte weniger nörgeln.

6 Steve de Shazer

Für beide war klar, daß diese fünf Tage „gut genug" waren. Wenn im Verlauf der nächsten sechs Monate alle Fünf-Tages-Perioden wie diese Ausnahme-Tage ausfielen, wären sie mehr als zufrieden. Darüber hinaus waren sie zu 80Prozent überzeugt, daß sie es in den nächsten zwei Wochen bewußt tun könnten und daß sie in sechs Monaten berichten könnten, daß die Mehrzahl der Tage wie die fünf Tage ausfallen würden.

In diesem Fall fing die Therapie mit dem Telefonanruf an: Das ~~Problem~~ wurde schon dekonstruiert und die Lösung auf den Weg gebracht. Die Veränderung vor der Sitzung wird entsprechend ins Visier genommen und in eine primäre Position verschoben; die spontan mit dem Telefonanruf assoziierten Verhaltensweisen, die unproblematischen fünf Tage, werden genutzt, um mit einem Sprachspiel den Beginn einer therapeutischen Lösung zu konstruieren.

Die Gespräche, die Therapeuten und Klienten miteinander führen, können als Geschichten, als Erzählungen angesehen werden. Wie jede Geschichte hat jeder Fall oder jede Sitzung einen Anfang, eine Mitte und ein Ende oder zumindest so etwas ähnliches wie ein Ende. Wie jede Geschichte wird das Gespräch durch die verwendeten Muster zusammengehalten, durch den Ablauf der Handlung. Wie viele Geschichten handeln therapeutische Gespräche von menschlichen Nöten, Schwierigkeiten, Lösungen und versuchten Lösungen.

Sieht man die Gespräche zwischen Therapeuten und Klienten als Geschichten an, kommt es beim Ver- und Behandeln der aufkommenden Themen je nach Sachlage zu Veränderungen. Tatsächlich kann man die Diskontinuitäten und Veränderungen der Bedeutungen als Änderungen der Tätigkeiten von Therapeuten und Klienten beim Geschichtenerzählen verstehen. Solche Änderungen betreffen zum Teil die Entwicklung neuer „Handlungsabläufe", wie die Umkehrung von ~~Problem~~ und Ausnahmethemen. Das heißt, neue Beschreibungen von Ereignissen werden miteinander verknüpft, um neue Muster und Bedeutungen zu erzeugen. Durch die Beschreibung unerwarteter Ereignisse und Ausnahmen als Aspekte größerer Muster der Lösungsentwicklung konstruieren Therapeuten und Klienten das Leben der Klienten. Darüber hinaus werden die Schwierigkeiten im Leben der Klienten und ihre Bewältigungsversuche durch die Entwicklung neuer Handlungsweisen verändert.

Wenn wir Therapiegespräche als die Konstruktion und das Erzählen einer Geschichte konzeptualisieren, liegt einer der Vorteile darin, daß wir die Erzählstrukturen verschiedener Typen von Therapiegesprächen miteinander vergleichen und evaluieren können.

Nach Gergen und Gergen (1983, 1986) ist das Geschichtenkonstruieren eine Tätigkeit, die zum Teil auf Fragen fokussiert wie „Ist sie ein guter oder schlechter Mensch?", „Geht es ihm besser oder schlechter?" und „Erreiche ich auch, was ich will?". Solche Fragen erfordern, daß Menschen die Geschichte ihres eigenen Lebens und das anderer Menschen erzählen. Sie müssen ansonsten getrennte Ereignisse in Mustern verbinden, die benutzt werden können, um ihre Schlußfolgerungen zu ziehen und zu rechtfertigen, daß die zur Debatte stehenden Probleme besser, schlechter oder gleich sind. Nach Gergen und Gergen stehen für die Beschreibung und Bewertung des eigenen und des Lebens anderer Menschen drei Erzähltypen zur Verfügung:

1. *Progressive* Erzählungen, aus denen sich folgern läßt, daß Menschen und Situationen sich ihren Zielen nähern,
2. *Stabilitäts*erzählungen, aus denen sich folgern läßt, daß sich imLeben nichts ändert, und
3. *Abschweifende* Erzählungen[7], aus denen sich folgern läßt, daß sich das Leben von seinen Zielen entfernt.

Wir können jetzt die spezifische Frage stellen, welche Konstruktionstypen von Geschichten eher zu einem Veränderungs- oder Lösungsgespräch münden? Insbesondere sind lösungsgerichtete Erzählungen eher in der Lage, Transformationen und Unterbrechungen hervorzurufen als beschwerdezentrierte Erzählungen (die häufigste Form therapeutischer Geschichtenkonstruktion).

Die Analyse therapeutischer Gespräche als progressive, Stabilitäts- und abschweifende Erzählungen ist nützlich, um einzuschätzen, ob der gewünschte Wandel auch eintritt. Stabilitätserzählungen sind für Therapeuten und Klienten eindeutig problematisch, da sie unzureichende Veränderungen der Probleme der Klienten und ihres Lebens signalisieren. Obwohl sowohl progressive als auch abschweifende Veränderungen eine Art Wandel beinhalten, sind ihre Implikationen für das therapeutische Gespräch völlig verschieden.

7 Gergen und Gergen (1983, 1986) gebrauchen den Begriff „regressiv"; „abschweifend" verdeutlicht jedoch die Wegbewegung vom Ziel besser.

Progressive Erzählungen produzieren die gewünschten Veränderungen, während abschweifende Erzählungen mit unerwünschten Veränderungen verbunden sind. Nach Gergen und Gergen nimmt eine abschweifende oder regressive Erzählstruktur bei der Erzählung tragischer Geschichten, durch die sich die Menschen von den von ihnen erwünschten Lebensumständen entfernen, eine zentrale Stelle ein.

Die Aufgaben und Verantwortlichkeiten der Therapeuten in Therapiegesprächen variieren ebenfalls je nachdem, welche Arten von Geschichte oder Erzählung in ihren Interaktionen mit den Klienten dominieren. Ihr Hauptanliegen und ihre Verantwortlichkeit in Gesprächen, in denen Stabilitäts- und abschweifende Erzählungen dominieren, besteht darin, den Klienten beim Konstruieren neuer Geschichten zu helfen, die einen erwünschten Wandel anregen und signalisieren. Die Entwicklung solcher Geschichten führt zu Veränderungen in den Gesprächen der Therapeuten und Klienten.

Das Hauptanliegen und die Verantwortlichkeit in Therapiegesprächen, bei denen progressive Erzählungen dominieren, besteht in der Hilfestellung für die Klienten beim Ausarbeiten und „Bestätigen" ihrer Geschichten, indem die Therapeuten Ausnahme- und Veränderungsthemen zu Lösungsthemen erweitern und entwickeln (Gingerich et al. 1988). Die Therapeuten zeigen Wege auf, wie Klienten ihre Ziele erreichen, und helfen ihnen, neue und verwandte Ziele zu entwickeln, die in ihrem Leben einen weiteren Wandel hervorrufen. Therapeutische Erzählungen, die auf das Festlegen und Erreichen möglicher Ziele fokussieren, sind beim Produzieren eines Wandels effektiver als solche, die auf die Beschwerden der Klienten fokussieren.

Zurück zum System

Diese Geschichten und Erzählungen nehmen die Merkmale eines Systems an. Das heißt, daß das Ganze der Geschichte, oder zumindest die ganze vom Therapeuten und vom Klienten in einer Sitzung gemeinsam erzählte Geschichte, die sich von der Summe ihrer Teile unterscheidet, sowohl die Situationsbeschreibung des Klienten als auch die Beschreibung des Therapeuten aus einer anderen Perspektive enthält. Dies ist gegenwärtig das am ehesten zur Verfügung stehende Interaktionsverhalten.

9. Therapeutischer Wandel

Fallbeispiele Zwei (erneut) und Vier

Was verstehen Therapeuten darunter, wenn sie das Wort/den Begriff „Wandel" verwenden? Begrifflich besteht die gebräuchlichste Verwendung im Diskurs der Familientherapie in einem Wandel des Systems, einem systemischen Wandel oder einem strukturellen Wandel usw. Hoffman (1981) und Simon et al. (1984) stützen sich bei der Unterscheidung zwischen einem Wandel erster Ordnung und einem Wandel zweiter Ordnung auf Watzlawick et al. (1974).

> **Wandel**, ein System ist in der Lage, sich auf zwei Arten zu ändern: **1:** Individuelle Parameter verändern sich kontinuierlich, aber die Struktur des Systems ändert sich nicht; dies nennt man einen „Wandel erster Ordnung". **2:** Das System ändert sich qualitativ und nicht kontinuierlich; dies nennt man einen „Wandel zweiter Ordnung". Diese zweite Form des Wandels in Systemen führt zu „Veränderungen ihrer Struktur und ihrer internen Regeln" (Watzlawick et al. 1974, S. 30). Ein Wandel zweiter Ordnung ist eine Veränderung der Veränderung (Simon et al. 1984, S. 33).

Sie unterscheiden zwischen (a) kontinuierlichem Wandel, Veränderungen, deren Abläufe Schritt für Schritt beobachtbar sind, und (b) diskontinuierlichem Wandel, Veränderungen, die sprunghaft vor sich gehen. Darüber hinaus schreiben Watzlawick et al. (1974), Hoffman (1981) und Simon et al. (1984) einen Wandel zweiter Ordnung den sogenannten „paradoxen Interventionen" zu, die eine andere Art von Unordnung mit sich bringen.

Ein Wandel zweiter Ordnung oder ein diskontinuierlicher Wandel wird nach Maruyama (1963) manchmal auch unklarerweise

„Morphogenese“ (Simon et al. 1984) genannt. Maruyama beschreibt Veränderungen in Systemen so:

> Wird ein System mit ausreichender Anfangskraft in die richtige Richtung gestoßen, übernehmen die abweichungsverstärkenden, gegenseitig positiven Rückkoppelungen den Prozeß, und die resultierende Entwicklung wird im Vergleich zu dem ursprünglichen Stoß überproportional groß sein (S. 166).

Jedoch ist „Abweichungsverstärkung *nicht notwendigerweise* diskontinuierlich“, und tatsächlich „ist sie es die meiste Zeit nicht“ (Maruyama, 1981). Auch verweist Thoms „Katastrophentheorie“ (1975) darauf, daß kontinuierliche Ursachen diskontinuierliche Wirkungen haben können. Manchmal gebrauchen Hoffman (1981) und Simon et al. (1984) den Begriff systemische „Transformation“, wenn sie über Veränderung reden. Und es werden auch noch andere Wörter / Begriffe benutzt, wie zum Beispiel symptomatische Veränderung, individuelle Veränderung, strukturelle Veränderung, psychodynamische Veränderung, Einsicht und Verhaltensänderung. (Kommt die Einsicht vor der Verhaltensänderung? Kann es erst eine Verhaltensänderung geben und danach die Einsicht? Reicht eine Verhaltensänderung aus?) Was immer die Unterscheidungen bedeuten mögen, die Frage ist, ob sie für den Klienten oder den Therapeuten von Bedeutung sind.

Therapeuten verwenden alle und jedes dieser Wörter, um darauf zu verweisen, was in der Therapie geschehen soll. Therapeuten wollen, daß ihnen ihre Klienten irgendeine Veränderung demonstrieren, einen Unterschied aufzeigen (ein unerkannter Unterschied macht keinen Unterschied), etwas aufzeigen, was nicht immer wieder dieselbe alte Chose ist. Sie wollen, daß Klienten eine Änderung ihrer Gedanken, Gefühle, Haltungen, Wahrnehmungen bzw. Verhaltensweisen zeigen, daß sie etwas „Negatives“ durch etwas „Positives“ ersetzt haben. Kurz gesagt, Therapeuten wollen, daß Klienten ihr Leben außerhalb der Therapiesituation in einigen wesentlichen Punkten am Ende der Therapie anders beschreiben als zu deren Beginn.

Woran erkennen wir eine Veränderung, wenn wir eine Therapiesitzung anschauen? Wie beschreibt der Klient den Wandel? Woran erkennen wir, daß Therapeut und Klient etwas tun, was einen therapeutischen Wandel bewirkt oder die Bedingungen dafür schafft? Wie wird ein Wandel im therapeutischen Gespräch gefördert?

1981 habe ich eine interaktionelle konstruktivistische Theorie eines therapeutischen Wandels entwickelt, die ich metaphorisch als „eine binokulare Theorie des Wandels" bezeichnet habe (de Shazer 1982a) oder besser, wenn man entweder mit einem Team bzw. mit einem Paar oder einer Familie zu tun hat, als „eine polyokulare (Maruyama 1977) Theorie des Wandels". Dieser Name wird verwendet, um die Entwicklung von Tiefenwahrnehmung auf die Entwicklung eines therapeutischen Wandels anzuwenden.

Tiefenwahrnehmung ist ein Vorteil, der aus der Tatsache entsteht, daß das, was das rechte Auge sieht, sich von dem, was das linke Auge sieht, unterscheidet. Kein Auge ist in der Lage, die Tiefe einzeln wahrzunehmen, die beide Augen zusammen sehen können. Sind die Augen zu weit voneinander entfernt oder stehen sie zu eng zusammen, gibt es keine Tiefenwahrnehmung.

Im therapeutischen Kontext beschreiben Klienten ihre Situation von ihrem eigenen einmaligen Gesichtspunkt aus. Der Therapeut hört zu, sieht die Dinge immer unterschiedlich, und beschreibt erneut von einem anderen Gesichtspunkt aus, was der Klient beschrieben hat. Es ist von Vorteil, wenn die beiden leicht unterschiedlichen Beschreibungen (Binokularität) zusammengefügt werden. Das Ergebnis ist weder die Sicht des Klienten noch die Sicht des Therapeuten, sondern etwas, das sich von beiden unterscheidet. Wenn aber, wie bei zwei Augen, die Beschreibungen zu weit voneinander entfernt oder zu ähnlich sind, geht der Vorteil verloren. Ist der Therapeut Teil eines Teams, und befinden sich die anderen Mitglieder hinter dem Einwegspiegel, werden mehr Beschreibungen (Polyokularität) dessen entwickelt, was der Klient beschreibt und die Chancen, das Passen zu entwickeln, steigen, bzw. der Prozeß wird erleichtert oder potentiell beschleunigt. Allerdings ist ein Team nicht nötig, um Therapie als eine interaktionelle konstruktivistische Unternehmung anzusehen.

Man benötigt nur einen Therapeuten und einen Klienten, um zwei Beschreibungen zu entwickeln, solange die Beschreibungen ähnlich und dennoch auch verschieden genug sind. Sagt der Klient beispielsweise, daß er depressiv ist und deshalb nicht Golf spiele, kann man dem die Sicht des Therapeuten gegenüberstellen, daß der

Klient kein Golf spielt und deshalb depressiv ist. In einer Familiensituation, in der die Eltern meinen, ihr Sohn sei schlau, er tue aber so, als sei er dumm, sollte sich der Therapeut fragen, ob der Sohn vielleicht dumm ist, als begabter Schauspieler aber alle täuschen konnte, ihn für schlau zu halten. In beiden Fällen ist vielleicht die Beschreibung des Therapeuten detailliert genug, daß der Klient in der Lage ist, die Ähnlichkeit des Beschriebenen zu sehen. Er fängt möglicherweise an, die Dinge anders zu sehen und kann sich deshalb vielleicht anders verhalten. Möglicherweise zwingt er sich, Golf zu spielen, um zu sehen, ob er sich danach besser fühlt. Oder die Eltern hören auf, das Kind wegen seiner Hausaufgaben zu nerven (da von dem Jungen zu viel erwartet wurde), was dann vielleicht dazu führt, daß das Kind seine Hausaufgaben tatsächlich auch macht (um zu beweisen, daß er schließlich gar nicht so dumm ist).

Die andere Sicht des Therapeuten, der notwendigerweise die Dinge schon anders betrachtet, erhält noch mehr Gewicht, wenn Klienten Ausnahmen oder Kriterien beschreiben, die die Beschreibung des Therapeuten bestätigen: Zeiten, in denen er Golf spielte, obwohl er sich depressiv fühlte, und sich danach besser fühlte, oder Zeiten, in denen die Eltern nicht an dem Jungen herumnörgelten und er seine Hausaufgaben machte. In solchen Situationen paßt (de Shazer 1985) die unterschiedliche Sicht des Therapeuten besser, da die Klienten diese Erfahrung schon gemacht haben, selbst wenn sie diese als zufällig abtaten, als etwas Triviales angesichts dessen, was sie als die allumfassende Natur eines tiefverwurzelten ~~Problems~~ ansehen.

Foucaults (1972) drei Transformations-Kategorien sind vielleicht ein geeigneter Rahmen, um über die Entwicklung und Förderung von Veränderungsbeschreibungen im therapeutischen Kontext nachzudenken und sie zu beschreiben. Progressive Erzählungen enthalten häufig diese charakteristischen Beschreibungstypen:

1. *Derivationen*, Veränderungen, die dadurch entwickelt werden, daß zu der komplementären oder alternierenden Bedeutung eines Begriffes übergegangen wird, zum Beispiel (a) ~~Problem~~/~~Beschwerde~~ – Ausnahme, (b) Vorhersagbarkeit – Nichtvorhersagbarkeit, (c) unkontrolliert – kontrolliert, (d) geschehen – tun;
2. *Mutationen*, Veränderungen, die durch eine Verschiebung der das Feld definierenden Grenzen geschehen, zum Beispiel (a) die

Einführung von Beschreibungen abwesender Dritter, (b) das Favorisieren von Beschreibungen dessen, was „besser" ist, wenn der Klient keine Veränderung beschreibt, (c) die Einladung von mehr oder weniger Menschen zur nächsten Sitzung; und

3. *Redistributionen*, Veränderungen, die durch die Umkehrung der hierarchischen Ordnung entstehen, zum Beispiel indem das Sekundäre in eine primäre Position gebracht wird.

Nach Foucaults historischer und archäologischer Sicht „entsteht jede Veränderung durch Zufall, der uns als eine diskontinuierliche Transformation erscheint" (Leitch 1983, S. 149), was sicherlich zu den Beschreibungen über Veränderungen paßt, die die meisten Klienten anbieten.

Die folgenden zwei Transkripte von Therapiesitzungen illustrieren, worauf Therapeuten verweisen, wenn sie das Wort/den Begriff „Veränderung" gebrauchen.

(Wiederum) Fallbeispiel 2: Eine 50%-Verbesserung[1]

Die Episode des verschwundenen Drangs
Zu Beginn der dritten Sitzung fragte der **Therapeut**[2]
[Einheit 1]: Was hat sich bei Ihnen geändert?
[2] **Klient:** Hm. Na ja, ich hab' ne Arbeit [nachdem er viele Monate lang arbeitslos war], bei der ich 'ne Menge zu tun hab'.
[3] **Therapeut:** Gut.
[4] **Klient:** Tatsächlich habe ich, seit ich Sie zuletzt sah [diese dritte Sitzung war 25 Tage nach der zweiten], irgendwie das Interesse daran verloren, mich zu entblößen.
[5] **Therapeut:** Wie haben Sie das gemacht?

Der Therapeut versucht, die Beschreibung des verschwundenen Impulses als ein spontanes Geschehen, das einfach so geschah, in eine Beschreibung zu verwandeln, die sich auf das bezieht, was der Klient tat.

1 Mehr zu diesem Fall siehe Kapitel 8.
2 Steve de Shazer

[6] **Klient:** Ich habe für einige Zeit jedes Interesse verloren, mich zu entblößen.
[7] **Therapeut:** Wie haben Sie das gemacht?
[8] **Klient:** Ich war einfach nicht interessiert. Ich habe den Drang einfach nicht mehr.
[9] **Therapeut:** Wie haben Sie das gemacht?
[10] **Klient:** Das hat sich ganz natürlich entwickelt. Je mehr ich mich um die Arbeit kümmerte, um so weniger kümmerte ich mich um den Drang.
[11] **Therapeut:** Gut.
[12] **Klient:** Das letzte Mal verspürte ich den Drang vor zwei Tagen. Davor …
[13] **Therapeut:** (*Unterbricht*) Konnten Sie den Drang zügeln?[3]
[14] **Klient:** Ja. Doch vorher, da war es vor einer Woche, daß ich den Drang hatte.

Zu Beginn der Therapie, einen Monat früher, betrachtete er sich selbst als einen hilflosen Exhibitionisten, getrieben von einem Zwang, sich zu entblößen. Jetzt sagt er, daß er den Trieb verloren hat und daß dies ganz natürlich verläuft. Dies ist die Art von Gespräch, die Art von Klientenbeschreibungen, auf die Therapeuten verweisen, um zu illustrieren, was sie mit „Veränderung" meinen.

Fallbeispiel vier: Ein langes Wunder

In der ersten Sitzung fragte der **Therapeut**[4], nachdem das Paar die „Schwierigkeiten" der letzten sechs Monate beschrieben hatte, deretwegen sie sich einer Therapie unterzogen,

[Einheit 71]: Wann war in letzter Zeit alles „normal"?
[72] **Frau J:** Seitdem wir vor drei Wochen angerufen haben, haben wir uns prima verstanden. Wir besprechen alles.
[73] **Herr J:** Ja.

3 In der vorhergehenden Sitzung war der Klient gebeten worden zu beobachten, was er tut, wenn er seinen Impuls, sich zu entblößen, zügelt.
4 Steve de Shazer

[74] **Therapeut:** Geht es Ihnen wieder so wie vor sechs Monaten, bevor die „Schwierigkeiten" anfingen?
[75] **Frau J:** Weitgehend.
[76] **Herr J:** Oder besser.
[77] **Therapeut:** Wie kommt's? Was machen Sie?
[78] **Frau J:** Ich akzeptiere ihn in letzter Zeit mehr; bin geduldiger als ich es war.
[79] **Therapeut:** Was machen Sie, wenn sie ihn „mehr akzeptieren"?
[80] **Frau J:** Manchmal ist er mit meinem Sohn strenger als ich, und ich versuche, nicht so streng zu urteilen. Vielleicht ist das einfach sein Stil: Wir können auf unterschiedliche Weise Eltern sein.
[91] **Therapeut:** Was ist Ihrer Meinung nach in den letzten drei Wochen anders?
[92] **Herr J:** Ich fühle mich entspannter, und es sieht so aus, daß von mir nicht so viel verlangt wird, was die Erziehung angeht. Die Dinge haben sich beruhigt. Wir hatten einige Male einen Babysitter.
[93] **Therapeut:** Ist das anders?
[94] **Herr J:** Ja, das ist ein Anfang. Ich habe versucht, Ihren Erziehungsstil zu akzeptieren und nicht immer zu denken, daß sie ihn die ganze Zeit verwöhnt ...
[120] **Therapeut:** Wenn der Junge hier wäre und ich fragte, ob er an Ihnen in den letzten drei Wochen eine Veränderung bemerkt habe, was würde er sagen?
[121] **Herr J:** Er würde sagen, daß wir uns nicht so viel gestritten haben.
[122] **Therapeut:** Sonst noch was?
[123] **Herr J:** Ich habe mich seinetwegen nicht mehr so sehr aufgeregt und auch nicht so häufig wie in der Vergangenheit.
[124] **Frau J:** Ihm würde auffallen, daß Du besser gelaunt bist und daß ich mehr zu Hause war ...
[130] **Therapeut:** Welchen Unterschied haben sie an dem Jungen bemerkt?
[131] **Frau J:** Er ist bereit, alleine zu Hause zu bleiben.
[132] **Therapeut:** Ist das was Neues?
[133] **Frau J:** Ja. Und ist im allgemeinen in den letzten Wochen unabhängiger geworden. Er ist auch entspannter.
[134] **Therapeut:** Sonst noch etwas?

[135] **Herr J**: Er ist recht gut gelaunt und bereit, Arbeiten zu übernehmen.

[136] **Therapeut:** Sie haben mir eine Menge darüber erzählt, was in den letzten drei Wochen anders war. Das klingt jetzt vielleicht blöd, aber angenommen, alles wäre in sechs Monaten ungefähr so, wie es die letzten drei Wochen war, wäre das für sie beide zumindest einigermaßen annehmbar? Für alle drei?

[137] **Herr J:** Ich glaub' schon.

[138] **Frau J:** Ja, für alle drei.

[139] **Therapeut:** Also kommt es jetzt darauf an: Wie können Sie zumindest so weitermachen wie bisher? Oder es eventuell noch verbessern?

Die Klienten sagten im Verlauf der Sitzung immer wieder, daß sich diese Veränderungen spontan und unmittelbar nach Vereinbarung des Termins ergeben hätten. Dies ist nicht nur ein gutes Beispiel für eine vortherapeutische Veränderung, sondern auch genau die Art von Gespräch, auf das Therapeuten mit dem Wort/dem Begriff „Veränderung" verweisen. Die Einheiten 120 bis 124 und 130 bis 135 sind Beschreibungen sogenannter „systemischer Veränderungen" oder zumindest von Beschreibungen, auf die Therapeuten verweisen, wenn sie „systemische Veränderungen" illustrieren. Die Einheiten 136 bis 138 zeigen deutlich, daß die von ihnen beschriebenen Veränderungen für sie zufriedenstellend sind.

Es ist interessant und auch nicht unwesentlich, daß der Telefonanruf, mit dem sie den Termin verabredeten, die erste „therapeutische Intervention" war. Die zweite bestand in der Frage nach Ausnahmen und deren Exploration, der Frage nach Zeiten, an denen das ~~Problem~~/die ~~Beschwerde~~ unerwarteterweise nicht auftrat.

Um wirklich zufriedenstellend zu sein, müssen wohl die Veränderungen vor der Sitzung vom Therapeuten als wertvolle Veränderungen bestätigt werden; er muß sie als authentisch und wirklich kennzeichnen. Ohne diese Marker können die Veränderungen wohl nicht als authentisch und wirklich erfahren werden – daher ist das Paar auch so unsicher über diese Veränderungen, daß es zur Therapie kommen muß, obwohl der Lösungsprozeß längst schon begonnen hat.

Impliziert dieser interaktionelle konstruktivistische Prozeß des Bedeutungsgebens eine Hilfe für den Klienten, aus dem, was er bereits anders machte, einen Unterschied zu konstruieren, der einen Unterschied macht? Ist diese soziale Bedeutungsgebung selbst wichtiger als die Verhaltens- und Wahrnehmungsänderungen? Benötigen die Klienten eine Therapie, um sie an das, was sie machen, zu erinnern, und erhält das, was sie machen, erst dadurch einen Wert? Ist es das, was Therapie dem Klienten gibt?

Grundsatzdiskussionen über Veränderungen erster und zweiter Ordnung und über kontinuierlichen und diskontinuierlichen Wandel scheinen innerhalb des Kontextes therapeutischer Gespräche irrelevant zu sein. Eine Veränderung ist eine Veränderung, solange sie für die Klienten zufriedenstellend ist, solange die von ihnen beschriebenen Veränderungen anzeigen, daß sich eine Lösung entwickelt hat.

Veränderung ist ein konstanter, niemals endender Prozeß. Nichts bleibt jemals gleich, nichts wiederholt sich. Gleichgültig, wie sehr etwas immer wieder in gleicher Weise zu passieren scheint, gleichgültig wie redundant es anmutet oder wie sehr es dieselbe verdammte Chose zu sein scheint, jede Wiederholung ist zumindest in Nuancen unterschiedlich. Jede sogenannte Wiederholung enthält zumindest alle früheren Male als Teil ihres historischen Kontextes und ihrer Bedeutung. Zudem schließt jede Wiederholung auch alle vorausgesagten Wiederholungen als einen weiteren signifikanten Teil ihres Kontextes und ihrer Bedeutung mit ein.

Wie wir gesehen haben (Fallbeispiel eins), läßt sich der Begriff, den eine Frau von Nymphomanie hat, durch eine Umkehrung der hierarchischen Ordnung – in Foucaults Worten durch eine *Redistribution* – umkehren, durch eine Umkehrung zu einem Unentscheidbaren machen und als Schlaflosigkeit auflösen. Ein unterschiedlicher Gesichtspunkt veränderte die Lage des Paares (Fallbeispiel vier), als der Therapeut nach Ausnahmen fragte, um eine *Abweichung* zu entwickeln – um zu einer Alternative überzuleiten. Waren erst einmal „systemweite" Ausnahmen beschrieben (Veränderung durch *Mutation*), bestand die klinische Aufgabe nicht mehr darin, das ~~Problem~~ / die ~~Beschwerde~~ zu beenden, sondern die schon vorhandenen Ausnahmen zu vermehren.

10. Was löst die Lösung?

Fallbeispiele 5 und 6

Eine japanische Küstenortschaft wurde einst von einer Flutwelle bedroht. Die Welle wurde jedoch vorher durch einen Bauern, der alleine auf den am Hang über dem Dorf liegenden Reisfeldern arbeitete, weit draußen am Horizont gesichtet. Sofort setzte er die Felder in Brand, und die Dorfbewohner, die heraufgeschwärmt kamen, um ihre Ernte zu retten, wurden vor der Flut gerettet.

Japanisches Volksmärchen

In der Therapie ist die Beziehung zwischen ~~Problem~~ und Lösung häufig ganz ähnlich wie in diesem japanischen Volksmärchen. Das Problem bestand hier darin, daß die Dorfbewohner von einer Flutwelle bedroht wurden, der Bauer, der die Gefahr sah, jedoch zu weit weg war, um zu rufen oder um in das Dorf zu laufen, um alle zu alarmieren. Deshalb hat er das Unmögliche ausgeschlossen, was in diesem Fall eigentlich keine Alternative übrigließ, um den Dorfbewohnern zu helfen, sich selbst zu retten. Die Problemsituation schien unlösbar zu sein.

Da er wußte, daß die Dorfbewohner von ihrer Reisernte abhängig waren, konnte der Bauer etwas anderes machen, etwas außerhalb der Bedingungen oder Parameter des Problems (d. h. eine *Mutation*): Er grenzte sein Denken nicht auf die Kette „Flutwelle – Dorfbewohner – zu weit entfernter Bauer“ ein. Sein Ziel war es, die Dorfbewohner zu retten, und deshalb stellte er sich ein neues Problem, setzte sich eine neue Aufgabe, die das ursprüngliche „Flutwellenproblem“ mehr oder weniger zufällig löste. Die Dorfbewohner retteten sich nicht vor der Flutwelle; sie retteten ihre Reisernte. Hier ist für Therapeuten wie für Klienten entscheidend, daß das „Feuerproblem“ mit der ursprünglichen Problembeschreibung überhaupt keine Ähnlichkeit hat, und dennoch wurde das ursprüngliche Problem gelöst!

Dieses Volksmärchen ist ein provokativer und suggestiver Prototyp, der mit den zahlreich aufgeführten Fallbeispielen eindeutig verwandt ist. Die Nymphomanie wurde gelöst, indem eine neue Aufgabe, nämlich das Problem der Insomnie zu lösen, gestellt wurde. Das ~~Problem~~ des Exhibitionismus wurde gelöst, indem die Aufgabe gestellt wurde, neue Wege zu finden, um die Häufigkeit von Ausnahmen zu steigern, was zufällig zu einem Verlust des Entblößungstriebes führte.

Ein Fallbeispiel mit einem überraschenden Ende

Milton H. Erickson (in Haley 1967b) berichtet über einen Fall:

> Diese Fallgeschichte handelt von einer Sackgasse, in die die Therapie gelangt war, und davon, wie sie durch die Anwendung von Zukunftsphantasien einen erfolgreichen Verlauf nahm.
>
> Die Patientin litt an einer profunden Angstneurose mit ernsten depressiven und Rückzugsreaktionen sowie ausgeprägten Abhängigkeitsmustern. Hypnotherapie war extensiv angewandt worden, und ihre ersten Ergebnisse waren gut. Im Verlauf der Therapie reagierte sie jedoch zunehmend negativ und widerständig.
>
> Schließlich führte das dazu, daß sie sich während der Therapiestunde auf eine intellektuelle Einschätzung ihrer Probleme und Bedürfnisse beschränkte, während sie zu allen anderen Zeiten den *Status quo* starr aufrechterhielt.
>
> Einige Beispiele genügen, um ihr Verhalten zu illustrieren. Aus überzeugenden Gründen konnte sie ihre Situation im elterlichen Haus nicht tolerieren, aber sie bestand darauf, trotz aktueller Schwierigkeiten und angesichts günstiger Auszugsgelegenheiten dazubleiben. Ihre Arbeitssituation beschrieb sie als höchst unbefriedigend, sie weigerte sich aber, eine sich bietende Gelegenheit für eine Beförderung anzunehmen. Sie erkannte ihr Bedürfnis nach sozialen Aktivitäten, vermied aber jede sich bietende Gelegenheit, obwohl das oft schwierig war. Sie diskutierte ausführlich über ihre Leseinteressen und die vielen Stunden, die sie in ihrem Zim-

mer verbrachte und sich vergeblich wünschte, etwas zum lesen zu haben, weigerte sich aber standhaft, die Bücherei zu betreten, obwohl sie sich das immer wieder vorgenommen hatte und an ihr täglich zweimal vorbeikam.

Darüber hinaus wurde sie gegenüber dem Autor (Erickson) immer fordernder, er müsse notgedrungen tätig werden und sie zwingen, die Dinge zu tun, die sie für notwendig und richtig hielt. Sie selbst allerdings konnte sich nicht dazu bewegen.

Nach vielen vergeblichen Stunden konzentrierte sie ihr Wunschdenken schließlich auf die Idee, daß sie, wenn sie nur eines der gewünschten Dinge realisieren könnte, die Willenskraft und die Festigkeit haben würde, auch die anderen zu erreichen.

Nachdem sie diese Aussage immer wieder wiederholt hatte, wurde sie als gegeben hingenommen.

Sie wurde dann sofort in eine tiefe Hypnose versetzt und in diesem schlafwandlerischen Zustand instruiert, eine Reihe von Kristallkugeln zu sehen. In jeder dieser Kugeln wäre eine bedeutende Erfahrung aus ihrem Leben dargestellt. Sie sollte diese studieren, Vergleiche anstellen, Unterschiede feststellen und die Kontinuität verschiedener Elemente von einer Altersstufe zur nächsten festhalten. Aus diesem Studium würde sich langsam eine Ideenkonstellation herausschälen, die ohne ihr Bewußtsein formuliert werden würde. Diese Formulierung würde sich ihr in einer anderen, größeren Kristallkugel zeigen, in der sie sich selbst *sanft, glücklich und begehrenswert in einer zukünftigen Tätigkeit* dargestellt sehen würde.

Sie war für ungefähr eine Stunde völlig darin versunken, die verschiedenen halluzinatorischen Szenen zu betrachten. Gelegentlich schaute sie sich im Zimmer um, als ob sie die andere Kristallkugel suchen würde.

Schließlich fand sie sie und schenkte ihr all ihre Aufmerksamkeit. Voller Interesse beschrieb sie dem Autor die halluzinierte Szene.

Es war die Beschreibung einer Hochzeitsszene eines lebenslangen Freundes der Familie, die tatsächlich erst in drei Monaten stattfinden sollte (S. 379 f.) [Hervorhebungen vom Verf.].

Zwischen dieser Sitzung und der Hochzeit sah Erickson sie zweimal, weil sie „in ihrem Unbewußten sich klar an das erinnern wollte, was sie gesehen, gedacht und gefühlt hatte, als sie die Hochzeitszeremonie betrachtete" (S. 380). Sie beendete dann die Therapie.

> Nach der wirklichen Hochzeit bestand ihre Erklärung darin, daß sie, Nadine und der Bräutigam ein Leben lang Freunde gewesen wären und ihre Familien eng befreundet wären. Vor einigen Monaten hätte sie sich nach einer Therapiesitzung gezwungen gefühlt, die Therapie abzubrechen und ihre Energien darauf zu konzentrieren, sich auf die Hochzeit vorzubereiten. Als man sie bat, Brautjungfer zu sein, entschloß sie sich, ihr Kleid selbst zu schneidern. Sie benötigte dafür eine Beförderung, damit sie eine bessere Arbeitszeit hatte. Dann mietete sie sich eine Wohnung in der Stadt, damit sie nicht drei Stunden für die Fahrt zwischen Wohnung und Arbeitsplatz verschwendete. Sie war mit verschiedenen Freunden einkaufen gegangen, die ihr bei der Auswahl der Hochzeitsgeschenke halfen, und sie hatte für die Braut eine Überraschungsparty arrangiert. Sie war insgesamt gesehen überaus geschäftig gewesen und hatte dabei viel Spaß [...]
> Schließlich wurde sie vom Autor an den eigentlichen Zweck ihres Kommens erinnert. Sie antwortete einfach, „als ich zum ersten Mal zu Ihnen kam, war ich ein sehr krankes Mädchen. Ich war schrecklich durcheinander und ich bin Ihnen dankbar, daß Sie mir rechtzeitig geholfen haben, so daß ich mich auf die Hochzeit vorbereiten konnte". Es war ihr nicht bewußt, daß ihre Heilung in ihrer Vorbereitung auf die Hochzeit bestand (S. 381).

Ist das Zauberei? Erinnern Sie sich, daß „die Patientin" nach Erickson „an einer profunden Angstneurose [litt] mit ernsten depressiven und Rückzugsreaktionen und ausgeprägten Abhängigkeitsmustern" (S. 379). Wie kann ihre Vorstellung eines ganz spezifischen zukünftigen Ereignisses, eines Ereignisses, das eine Vision des gelösten Problems beinhaltet, das heilen, was Erickson selbst im Jahre 1954[1] „eine profunde Angstneurose" etc. genannt hat?

1 1954 wurde der ursprüngliche Artikel „Pseudoorientierung in der Zeit als hypnotherapeutisches Verfahren" veröffentlicht.

Das Schreiben einer Fallgeschichte ist eine Form des Geschichtenerzählens, und Erickson ist ein hervorragendes Beispiel eines Geschichtenerzählers. Seine Fallbeispiele lesen sich häufig wie Kurzgeschichten, die eine Lehre beinhalten oder auch nicht. Das ist ein Teil der Faszination, die Erickson auf Therapeuten ausübt.

Ericksons Erzählen von Geschichten illustriert, wie er Ereignisse verknüpft und mit Bedeutung versieht. Wie andere Geschichten haben Fallstudien einen Anfang, eine Mitte und ein Ende, und sie werden zusammengehalten von den Ereignismustern (die man Handlungsabläufe nennen könnte, da es sich um Fiktion handelt). Angenommen, Erickson meinte, was er sagte, als er diese Geschichte mit der Diagnose begann, die Patientin habe eine tiefe psychische oder geistige Störung, sei eine desorganisierte Persönlichkeit. Nehmen wir weiter an, daß er meinte, was er sagte, als er schrieb, „es war ihr nicht bewußt, daß ihre Heilung in ihrer Vorbereitung auf die Hochzeit bestand", wie sollen wir dann diese Geschichte interpretieren? Was kann uns diese Geschichte über Ericksons Ansichten bezüglich der Klienten- oder Patientenprobleme und über seine Sicht der Neurose sagen, wenn man sich vergegenwärtigt, welche Bedeutung diesem Begriff in den frühen 50er Jahren, als diese Arbeit geschrieben wurde, anhaftete? Was bedeutet es hinsichtlich Ericksons Sicht der Therapie? Die am Ende und in der Mitte verwendeten Wörter veranlassen uns, an den zu Beginn der Geschichte verwendeten Wörtern zu zweifeln. Hier stellt Erickson seinen Fall in einen bestimmten traditionellen, psychodynamischen und psychiatrischen Kontext. Als ein Meister des Geschichtenerzählens bringt er uns dahin, eine bestimmte Art von Geschichte zu erwarten; er bereitet uns darauf vor, eine bestimmte Art von Mitte mit einem Freudschen Handlungsablauf und einem bestimmten Ende zu erwarten. Der überraschende Handlungsablauf mit seiner gar nicht traditionellen Mitte und dem ebensowenig traditionellen Ende macht das, was Erickson auch immer mit der Diagnose gemeint haben mag, unentscheidbar.

Uns bleibt eine einfach erzählte Geschichte, wie Ziele gesetzt und erreicht werden und wie der Fokus auf das Erfüllen einer bestimmten, gut definierten Aufgabe der jungen Frau zufällig hilft, andere sich ergebende Aufgaben zu erfüllen. War das Ziel, die Lösung des Hochzeitsproblems, erst einmal gesetzt, so gestattete ihr die Vorbereitung auf die Hochzeit, die Probleme, die sie in die Therapie gebracht hatten, zu lösen und ihr neues Leben zu leben.

Ziele, Pragmatismus, Pragmatik

Der Gebrauch von „Pragmatik" in der Familientherapie unterscheidet sich deutlich von Pragmatismus, „ein System, das die Wertigkeit aller Begriffe anhand ihrer praktischen Resultate prüft". Die Untersuchung der menschlichen Kommunikation (Sprache und Symbole) kann in drei Bereiche unterteilt werden: (a) Syntaktik, die Beziehung zwischen Zeichen und Symbolen wie in der Grammatik; (b) Semantik, die Beziehung von Symbolen und Referenten; und (c) Pragmatik, die Beziehung von Symbolen und Verhalten. „Theoretisch ist somit eine klare begriffliche Trennung der drei Gebiete möglich; praktisch jedoch sind sie natürlich wechselseitig voneinander abhängig" (Watzlawick et al. 1967, S. 22).

> **Symbol, 1:** etwas, was für ein anderes Ding steht oder es repräsentiert; insbesondere ein Objekt, das verwendet wird, um etwas Abstraktes darzustellen. **2:** ein geschriebenes oder gedrucktes Zeichen, Buchstabe, Abkürzung usw., das für ein Objekt, Qualität, Prozeß, Quantität steht. **3.** in der Psychoanalyse, eine Handlung oder ein Objekt, die einen unbewußten und unterdrückten Wunsch repräsentieren. Syn: Zeichen, Wahrzeichen, Abzeichen, Emblem, Schriftzeichen, Sinnbild, Buchstabe, Schrift.

Demnach ist ein Symbol etwas, was für eine andere Sache steht, etwas, was etwas anderes repräsentiert, etwas, das vielleicht „unterdrückt" wird. Wenn „Pragmatik" ein Bereich der Untersuchung menschlicher Kommunikation ist (Sprache und Verhalten) und sie sich mit der Beziehung zwischen „Symbolen" und Verhalten befaßt, was könnte „Pragmatik" dann bedeuten? Diese Definition legt nahe, daß Sprache symbolisch ist, das heißt sie legt eine strukturelle Perspektive nahe. Aber ist Sprache (verbal und nichtverbal) nicht Verhalten? Von einer poststrukturalistischen Perspektive aus sind diese sogenannten Symbole in der Sprache nichts als Wörter, Wörter wie alle anderen Wörter. Also befaßt sich die Pragmatik mit der Beziehung zwischen Wörtern (als einer speziellen Verhaltenskategorie) und anderen Verhaltenskategorien.

In der Therapiesituation ist Sprache (Wörter, Gesten, Gesichtsausdrücke usw.) das einzige der Untersuchung zur Verfügung stehende Verhalten. Wenn es auch offensichtlich ist und trivial erscheinen mag: Kommt die Familie zur Therapie und beklagen sich die Eltern darüber, daß das Kind das Bett naß macht, so ist doch das einzige, was in der Therapie geschieht, die Beschreibung dieser problematischen Ereignisse und nicht die Ereignisse selbst. Der Klient *weiß* vielleicht, daß er depressiv ist, aber in der Therapiesituation geschieht nicht mehr, als daß er diese Depression beschreibt, er beschreibt, daß er sich depressiv fühlt. Redet er mit dem Therapeuten, muß er Kriterien verwenden, um das, was er unter dem Wort „depressiv" versteht, zu definieren, und deshalb ist das, was er beschreibt, immer offen für therapeutische Mißverständnisse.

Therapeutisches Mißverstehen hat die Entwicklung eines lösungsfokussierten Sprachspiels aus einem ~~problem-beschwer-de~~fokussierten Sprachspiel zur Folge. Wie wir gesehen haben, geschieht dieser Schritt, wenn der Therapeut das Gespräch auf jene Aspekte der Beschreibung des Klienten fokussiert, die die Bedeutung der Beschwerde des Klienten für ihn selbst aufweichen oder unterhöhlen und was immer der Klient beschreibt, in etwas Unentscheid-bares verwandeln. Was als primär angesehen wurde, wird sekundär, und umgekehrt. In anderen Worten, die Ausnahmen werden wichtiger als die Beschwerde bzw. die Kriterien selbst werden wichtiger als das, wofür sie Kriterien waren.

Pragmatismus

Klienten wollen praktische Resultate sehen, wenn sie in die Therapie kommen. Sie sind Pragmatiker. Sie „haben Schmerzen", und sie wollen das ~~Problem~~ schlicht und einfach loswerden. Sicher zu wissen, ob man Erfolg damit hatte, etwas los zu werden, ist allerdings schwierig. Was abwesend ist, läßt sich nur schwer erkennen.

Versuchen wir uns vorzustellen, nicht depressiv zu sein, oder besser, versuchen wir uns die Abwesenheit des Gefühls, depressiv zu sein, vorzustellen. Wie macht man das? Ist es, wie wenn man sich die Abwesenheit des Sessels, auf dem man sitzt, vorstellt? Stellt man sich vor, daß man auf dem Boden oder in einem anderen Sessel sitzt? Einen leeren Raum? Vergleicht man nicht das Sitzen auf dem Boden mit dem Sitzen im Sessel, von dem man sich vorstellt, er wäre abwesend? Genauso ist es, wenn man sich die Abwesenheit des Gefühls, depressiv zu sein, vorstellt: Es beinhaltet immer, daß man die Abwesenheit des Gefühls, depressiv zu sein, mit dem Vorhandensein des „Sich-nicht-depressiv-Fühlens“ vergleicht. Das ruft um des Vergleichs willen das depressive Gefühl in Erinnerung. Führt dies nicht vielleicht unvermeidlich zum Rückfall?

Ist es nicht viel leichter, sich einfach vorzustellen, daß man einen neuen Ledersessel gekauft hat und daß man in diesem neuen Sessel sitzt, während man dies liest? Läßt das nicht einfach den alten Sessel aus Ihrer Vorstellung verschwinden, ohne daß es notwendig wäre, ihn zum Zwecke des Vergleichs in Ihrer Vorstellung zu halten? Der Begriff „abwesend“ impliziert den Begriff „nichtabwesend“ oder „vorhanden“. Zu wissen, daß etwas anderes vorhanden ist, ist natürlich viel leichter, als zu wissen, daß etwas abwesend ist. Dies führt zu der Idee, daß die Abwesenheit der Beschwerde das Vorhandensein des Ziels impliziert.

Nach Haley (1987) sind Ziele die Veränderungen, die „die Familie, das Problemkind eingeschlossen, ... von der Therapie erwarten“ (S. 46). Sie müssen klar und spezifisch sein, „damit der Therapeut seinen Erfolg daran messen kann“ (S. 47) und der Klient ebenfalls weiß, daß er Erfolg hatte.

> **Ziel**, das Ende oder der letzte Zweck; das planvoll angestrebte Ende oder das Ende, das eine Person zu erreichen versucht; der *Thesaurus* führt an: Absicht, Ende, Ziel, Ehrgeiz.

Nach Ackerman (1966):

> Das Ideal der Familientherapie besteht nicht einfach darin, Symptome zu entfernen, sondern eine neue Lebensweise zu entwickeln. Ihre Ziele liegen im Überwinden von emotionalem Leiden und emotionaler Behinderung und in der Förderung von Gesundheit und Wachstum, sowohl der Familiengruppe als auch ihrer Mitglieder, indem sie von pathogenen Konflikten und Ängsten befreit werden; durch die Anhebung der Komplementärebene[2] emotionaler Bedürfnisse, durch die Stärkung der Immunität der Familie gegen kritische Situationen; durch die Förderung der Harmonie und Balance

2 Womöglich verweist Ackerman hier auf eine „Wie du mir, so ich dir“ – oder komplementäre Beziehung unterschiedlicher Bedürfnisse.

von Familienfunktionen, durch die Stärkung des individuellen Mitglieds gegen destruktive Kräfte sowohl innerhalb seiner selbst als auch in der Familienumgebung; und durch die Beeinflussung der Orientierung der Identität und Werte der Familie an Gesundheit und Wachstum (S. 406).

Für Minuchin et al. (1978) hat „die Behandlung zum Ziel, das Wachstum eines Systems zu begünstigen, das seinerseits wieder die ungehinderte individuelle Entfaltung fördert und zugleich das Gefühl der Zugehörigkeit aufrechterhält" (S. 113), was recht schwierig zu messen ist; deshalb wurde „das therapeutische Ergebnis in zwei Bereichen ermittelt: Neben dem ärztlichen Gutachten über das Ausmaß der Remission des anorektischen Symptoms wurde eine klinische Beurteilung erstellt, die das psychosoziale Funktionieren der Patienten in bezug auf Familienleben, Schule und die Kontakte mit Gleichaltrigen bewertete" (S. 161).[3]

Im Kurztherapiemodell des MRI erarbeitet der Therapeut die Definition des therapeutischen Ziels in Zusammenarbeit mit dem Klienten. Der Therapeut bittet jeden Klienten, sein Mindestziel für die Therapie in konkreten Begriffen zu beschreiben und zu beschreiben, wie jeder feststellen könnte, daß dieses Ziel erreicht worden ist (Weakland et. al 1974).

Im BFTC hilft der Therapeut den Klienten, ihre Therapieziele in konkreten, spezifischen Begriffen zu beschreiben. Es werden verschiedene Fragen gestellt, um den Klienten bei der Beschreibung zu helfen, wie sie erkennen, wann das Problem gelöst ist, und um zu beschreiben, wer wem wann und wo etwas tun wird, nachdem das Problem gelöst ist.

Ohne klare, präzise Methoden, wie man erkennen kann, ob sie scheitert oder erfolgreich ist, kann Therapie endlos fortgesetzt werden – was gelegentlich heißen kann, daß Therapeut und Klient Erfolg haben, ohne es zu wissen. Gleichgültig, was sonst noch dabei herauskommen mag, ein nicht endendes Therapiegespräch bedeutet ein teilweises Scheitern, da ein Therapieziel darin bestehen sollte, die Beschwerden der Klienten zu beheben und die Therapie so schnell wie möglich zu beenden.

3 „86% unserer Patienten [erholten] sich sowohl von der Anorexie als auch deren psychosozialen Begleiterscheinungen" (Minuchin et al. 1978, S. 162).

Zu Anfang ihres Gespräches sprechen Therapeuten und Klienten die Frage an: „Wie können wir erkennen, wann wir uns nicht mehr zu treffen brauchen?“. Sowohl die therapeutische Erfahrung als auch Forschungsergebnisse deuten darauf hin, daß erreichbare Ziele[4] im allgemeinen die folgenden Charakteristika haben:

1. eher klein als groß;
2. den Klienten ins Auge fallend;
3. in spezifischen, konkreten Verhaltensweisen beschrieben;
4. innerhalb des praktischen Kontextes im Leben der Klienten zu erreichen;
5. von den Klienten als mit „harter Arbeit“ verbunden gesehen;
6. als „Beginn von etwas“ und nicht als „Ende von etwas“ beschrieben;
7. mit einem neuem Verhalten assoziiert und nicht mit der Abwesenheit oder dem Ende eines alten Verhaltens.

Demnach sind Ziele Beschreibungen dessen, was *vorhanden* sein wird, was im Leben der Klienten geschehen wird, wenn die Beschwerde abwesend ist, wenn der Schmerz, der sie in die Therapie gebracht hat, verschwunden ist und sie deshalb ihr Leben nicht mehr in problematischen Begriffen beschreiben.

> Angenommen, es würde eines Nachts, während Sie schlafen, ein Wunder geschehen, und Ihr Problem wäre gelöst: Wie würden Sie das merken? Was wäre anders?“ (de Shazer 1988, S. 24). Welche Veränderungen würden Sie am nächsten Morgen bemerken, die Ihnen anzeigen würden, daß ein Wunder geschehen ist? Was würde Ihr Ehemann bemerken?

Der zweite Teil dieser „Wunderfrage“ ist ein wenig schwieriger, als sich einfach vorzustellen, man habe einen anderen Sessel. Wenn die

4 Obwohl die Begriffe des Zielesetzens und -erreichens häufig als linear gedacht werden, gebrauchen wir sie in dieser systemischen Konstruktion als eine Methode, um einen Wandel zu fördern und die Nachricht über Wandel und Lösung sichtbar zu machen. Innerhalb unseres Rahmens sind multiple, interaktionale und situationale Zielaussagen, die das „wer, was, wann, wo und wie“ der Lösung beschreiben, wünschenswerter als eine einzige, zielgerichtete Aussage.

Frage erst einmal zu einer interaktionellen wird, so ist es, als ob man gebeten wird, sich vorzustellen, wie sich jemand anderes vorstellt, was für einen neuen Sessel man gekauft hat.

Der Rahmen der Wunderfrage und anderer Fragen dieser Art erlaubt es den Klienten, ihre strukturellen, kausalen Annahmen zu umgehen. Sie müssen sich nicht vorstellen, wie sie das ~~Problem~~ loswerden, sondern nur die Resultate. Das erlaubt ihnen, mehr von ihren früheren nichtproblematischen Erfahrungen in das Gespräch einzubringen. So sind die aus der Wunderfrage entwickelten Ziele nicht darauf beschränkt, das ~~Problem~~/die ~~Beschwerde~~ los zu werden. Klienten sind häufig in der Lage, recht konkrete und spezifische Antworten auf diese „Wunderfrage" zu konstruieren. „Das ist einfach, ich werde in der Lage sein, zu Kokain ‚nein' zu sagen." „Sie wird mich häufiger lächeln und mit mehr Enthusiasmus zur Arbeit gehen sehen."

Fallbeispiel 5: Nur so tun als ob

In der ersten Sitzung konnte weder der Vater noch die Mutter sich den Tag nach einem Wunder vorstellen. Sie konnten sich nicht vorstellen, daß sich ihr Sohn veränderte, obwohl sie immer noch auf eine Veränderung hofften. Ihr 15jähriger Sohn gab die folgende Antwort:

> **Sohn:** Ich stehe um 7.30 Uhr auf, ohne daß mich jemand weckt. Ich dusche mich und leg das Handtuch in den Korb, ziehe mich an, gehe hinunter und frühstücke – vergesse nicht, das schmutzige Geschirr in die Geschirrspülmaschine zu räumen. Dann nehme ich den ersten Bus in die Schule, komme rechtzeitig zur Schule, nehme an allen Unterrichtsstunden teil – und vielleicht lerne ich sogar etwas. Ich nehme dann den ersten Bus nach Hause, mache meine Hausaufgaben, decke den Tisch fürs Abendessen, esse mit der Familie zu Abend, räume das schmutzige Geschirr in die Geschirrspülmaschine, und dann gehe ich mit meinen Freunden aus. Gegen 22.30 Uhr komme ich nach Hause.
>
> **Vater:** Das wäre ein Wunder!

Die Eltern hielten ihre gegenwärtigen Probleme für die Fortsetzung und Entwicklung einer langen Reihe von Problemen. Im Verlauf der letzten zehn Jahre hatte es keinen Augenblick gegeben, an dem nicht mindestens einer von ihnen wegen der Probleme des Sohnes in Therapie war. Der Sohn, der die gegenwärtige Situation nicht im selben Licht betrachtete, war in der Lage, das Ziel auf eine solche Art zu beschreiben, daß beide Eltern sagen konnten, das Problem wäre tatsächlich gelöst, wenn das einträfe, was er beschrieben habe.

> Da der Sohn den Tag nach dem Wunder in solch konkreten und spezifischen Begriffen beschrieben hatte, bat ihn die Therapeutin[5], sich heimlich zwei Tage auszusuchen, einen in jeder der kommenden zwei Wochen, an denen er so tun solle, als ob das Wunder schon geschehen sei, und zu beobachten, wie seine Eltern, seine Mitschüler und das Schulpersonal reagieren. Seine Eltern wurden gebeten, jeder für sich zu beobachten und zu sehen, ob sie herausfinden könnten, welche Tage er gewählt habe.

So tun, als ob das Wunder geschehen sei, ist dabei behilflich, den Prozeß der Lösungskonstruktion und -entwicklung von dem ~~Problem~~ / der ~~Beschwerde~~ zu trennen, umgeht die historische, strukturalistische Perspektive des Klienten und vermeidet Meinungsverschiedenheiten über die Frage, worin das Problem eigentlich besteht. Wenn sich die Lösung erst einmal entwickelt, wenn die Klienten erst einmal wissen, daß das ~~Problem~~ gelöst ist, ist es für sie (oder sonst jemand) gleichgültig, um was es sich bei dem ~~Problem~~ gehandelt haben könnte.

> Zwei Wochen später sagte der Vater, daß der Sohn am Dienstag der ersten Woche und am Mittwoch der zweiten so getan habe als ob. Die Mutter war nicht dieser Meinung. Sie sagte, es sei der Donnerstag in der ersten und der Dienstag in der zweiten Woche gewesen. Der Sohn sagte, sie hätten beide unrecht: Es sei der Mittwoch in der ersten und der Montag in der zweiten Woche gewesen.
>
> **Vater:** Das ist gleichgültig. Es waren die besten zwei Wochen in der gesamten Geschichte unserer Familie.

5 Insoo Kim Berg mit Steve de Shazer hinter dem Spiegel.

Im Verlauf von sieben Sitzungen, die sich über die nächsten sechs Monate hinzogen, verminderten sich die Zweifel der Eltern an der Lösung, die zwischen der ersten und zweiten Sitzung begonnen hatte. Und zusätzliche spezifische Ziele wurden erreicht. Als abschließende Aufgabe wurden die Eltern gebeten:

Therapeut: Beobachten Sie, ob es Anzeichen dafür gibt, die Ihnen sagen, ob er so tut als ob oder ob er so tut, als tue er als ob.

Natürlich ist nicht alles perfekt, und der Junge benimmt sich immer noch gelegentlich daneben. In der Schule hat er sich verbessert, das heißt er liegt bezüglich seiner Noten näher an den Erwartungen der Schule und der Eltern. Die Eltern meinen manchmal noch, daß seine Ungezogenheit ein Symptom irgendeines Problems sei, haben es aber trotzdem für mehr als sechs Monate nicht für notwendig gefunden, sich einer weiteren Therapie zu unterziehen.

So tun, als sei das ~~Problem~~ gelöst, als sei ein Wunder geschehen, erlaubt dem Jungen, sein Gesicht zu wahren: So tun als ob ist doch nur zum Schein. Das heißt, er kann sich verändern, ohne zugeben zu müssen, daß seine Eltern recht hatten, wenn sie meinten, es habe ein ~~Problem~~ gegeben. Er kann sich ändern, ohne sich zu ändern, denn er tut ja nur so als ob. Wenn der Therapeut, die Eltern, Schulkameraden und das Schulpersonal günstig darauf reagieren, kann er aufhören, so zu tun als ob.

Der junge Mann tat so, als wäre das ~~Problem~~ gelöst, um seine Eltern zu verwirren und zu täuschen. Sie dachten, er hätte ein Problem, obwohl er nicht dieser Meinung war. In diesem Fall bestand sein Ziel darin, sich seine Eltern vom Hals zu schaffen, und er machte das, indem er erst einmal so tat, als habe er ein Problem, und dann, als wäre es gelöst. Das heißt, die Eltern meinten, ihr Sohn hätte ein Problem. Er war nicht dieser Meinung, aber er fühlte, daß er seine Eltern unnötigerweise auf dem Hals hatte. Er löste das Problem, sich seine Eltern vom Hals zu schaffen, was zufällig auch das Problem der Eltern löste.

Fallbeispiel 6: Nur ein Experiment

[Einheit 51] **Therapeut:**[6] … Sie wachen morgens auf, und es dämmert Ihnen, daß ein Wunder geschehen ist; die Schwierigkeiten sind vorbei. Wie wüßten Sie das?

[52] **Klient:** Es wäre so ähnlich wie am Anfang. Es ist nicht wie bei einem Schalter, es ist abgestuft.

[53] **Therapeut:** Ich dachte daran, wenn die Stufen alle durchlaufen wären.

[54] **Klient:** Ich meine, daß ich im Verlauf einer Woche merken würde, daß alles vorbei ist, anstatt an einem bestimmten Punkt.

[55] **Therapeut:** Was deutet im Verlauf dieser Woche darauf hin?

[56] **Klient:** Ich könnte viel leichter lachen.

[57] **Therapeut:** O. k.

[58] **Klient:** … wäre die Ängste los, mit denen ich mich im Moment herumschlage, … ich würde meine Gefühle bezüglich meiner Arbeit ausdrücken können … und das Entscheidende, wenn ich mich entschieden habe, ist wahrscheinlich: Will ich bleiben oder nicht? Wie ich mich auch entscheide, ich muß eine Antwort finden, ich muß mit wirklich positiven Gefühlen sagen können: „Ja ich will bleiben und mit dem weitermachen, was ich gerade mache" oder „Nein, ich werde nicht bleiben, sondern werde mich nach etwas anderem umschauen."

[59] **Therapeut:** O. k.

[60] **Klient:** Ich werde dann den Punkt erreicht haben, wo ich auf etwas zugehe, anstatt vor etwas wegzulaufen.

[61] **Therapeut:** Genau … sonst noch etwas? (*Pause*) Wie würde es Ihre Frau bemerken?

[62] **Klient:** (*lange Pause*) Sie würde es merken, wenn ich wieder … wissen Sie, als ich sagte, daß ich wieder leichter lachen würde, es mir besser gehen würde und ich nicht mehr so ernst wäre. Wenn ich nicht mehr alles so wörtlich nehme wie bisher. Daran könnte sie es vielleicht merken.

[63] **Therapeut:** O. k., woran noch?

[64] **Klient:** Sie hätte es gerne, wenn ich aufhören würde zu

6 Steve de Shazer

schnarchen – aber ich glaube nicht, daß das etwas damit zu tun hat - ist Schnarchen streßbedingt?
[65] **Therapeut:** Ich weiß nicht. Ich hoffe nicht. Was wird sie sonst noch bemerken?
[66] **Klient:** In dem Moment, in dem ich wieder glücklicher zu sein scheine und mich wieder freuen kann, wird sie feststellen, daß ich wieder in der Lage bin, Entscheidungen zu treffen und „Ja" oder „Nein" zu sagen, zu sagen, „Ich werde dies tun" oder „Ich werde jenes tun", anstatt „Ich bin nicht sicher ..."

Der Klient wußte nicht, ob er deprimiert war, eine Midlifecrisis durchmachte, einfach alt wurde, mit seiner Arbeit unglücklich war oder mit seiner Ehe „unbewußt unglücklich" war. Er hoffte, daß es nicht die Ehe war, die ihm zu schaffen machte, denn er glaubte, seine Frau zu lieben und von ihr geliebt zu werden. Er sagte, er fühle eine vage, unspezifische, unverständliche Unzufriedenheit oder Leere. Je mehr er darüber nachdachte, um so verwirrter wurde er über (a) was das Problem sein könnte, (b) was die Ursache sein könnte, (c) die Tatsache, daß es sich um eine Kombination einiger der Möglichkeiten handeln könnte und (d), daß es sich um ein völlig anderes, unentdecktes Problem handeln könnte.

Ein Therapeut könnte auf die Beschwerden fokussieren und versuchen, dem Klienten dabei zu helfen, aus einem oder mehreren der Möglichkeiten ein lösbares Problem zu konstruieren. Die Entwicklung einer Lösung durch Fokussieren auf die Möglichkeit eines Wunders umgeht dies und eröffnet die Chance „gleichzeitig mehr als ein ~~Problem~~ zu lösen". Oder, um es anders auszudrücken: „Wenn man eine Lösung entwickelt, weiß man nie, welches ~~Problem~~ man löst." Ungeachtet dessen gestattet es die Wunderfrage und die Reaktion des Klienten darauf, den Lösungsprozeß von dem ~~Problem~~/der ~~Beschwerde~~ selbst dann abzukoppeln, wenn die Beschwerde unbenannt, vage und flüchtig ist. Die Unterscheidung zwischen ~~Problem~~ /~~Beschwerde~~ und Nichtproblem/Beschwerde kann immer noch verwendet werden, um ein lösungsfokussiertes Sprachspiel zu entwickeln, selbst dann, wenn das ~~Problem~~/die ~~Beschwerde~~ unbekannt ist. Manchmal kann die Tatsache, daß der Klient nicht weiß, was das

Problem ist, verwendet werden, um dem Klienten bei der Dekonstruktion der Beschwerde zu helfen.

> **Therapeut:** Wir sind beeindruckt, wie gut Sie mit dem Nichtwissen zurechtkommen. Für uns ist es auch ein Rätsel. Sie kommen damit ganz gut klar, wenn es sich bloß um eine Sache handelt, falls es sich allerdings um eine Kombination handelt, kommen Sie damit viel besser zurecht als wir erwartet hätten.
> Jetzt wo wir ungefähr wissen, worauf Sie aus sind, haben wir ein Experiment, das Ihnen helfen könnte, klar zu kommen. Wir wollen, daß Sie jeden Abend, bevor Sie ins Bett gehen, eine Münze werfen. Wenn „Wappen" zum ersten und dritten Mal fällt, möchten wir, daß Sie den ganzen nächsten Tag so tun, als ob das Wunder geschehen ist, die gesamten Schwierigkeiten vorüber sind und Sie sich entschieden haben, zu bleiben. Wenn „Wappen" zum zweiten und vierten Mal fällt, hätten wir gerne, daß Sie so tun, als wären die Schwierigkeiten vorbei und Sie hätten sich entschieden, nicht zu bleiben. Kommt „Zahl" nach oben zu liegen, müssen Sie überhaupt nichts vortäuschen.
> Beobachten Sie, wie Sie sich fühlen, was Sie tun, was Ihrer Frau auffällt – das Münzewerfen sollten Sie ihr verheimlichen – schauen Sie, wie sie reagiert usw.

> **Experiment**, ein Test oder Versuch, insbesondere a) jede Handlung oder jedes Verfahren, die durchgeführt werden, um etwas noch nicht Bekanntes zu entdecken … b) ein Versuch, um herauszufinden, ob etwas wirksam ist; versuchen; auch, durch Versuch feststellen.

Die Lösung ist natürlich noch unbekannt, und obwohl die Beschreibung des Tages nach dem Wunder nicht sehr konkret ist, ist sie doch, verglichen mit seinen früheren Beschreibungen, recht spezifisch. Es reicht ihm völlig aus, eine Vorstellung zu entwickeln, wie eine Lösung aussehen könnte, ohne sich groß darum kümmern zu müssen, was das ~~Problem~~ gewesen sein könnte.

Wittgenstein spricht von Experimenten, um jemandem zu zeigen, was ein Wort oder ein Begriff bedeutet:

> „Was ist Furcht? Was bedeutet „sich fürchten"? Meinen Bewußtseinszustand (sagen wir, von Furcht) zu beschreiben ist was, das ich in einem bestimmten Kontext tue. (Geradeso wie es einen besonderen Kontext erfordert, um eine bestimmte Handlung in ein Experiment zu verwandeln)" (Wittgenstein 1958, S. 188).

Wenn „Furcht" durch Zeigen in einem Experiment definiert werden kann, dann kann das Schauspielern, daß das Problem gelöst ist, daß die Lösung erfunden wurde und das Ziel innerhalb des alltäglichen Lebenskontextes des Klienten erreichten worden ist, manchmal ausreichen, um dem Klienten zu zeigen, daß das Ziel erreicht wurde. Gewöhnlich ist es genug, wenn sich der Klient selbst *zeigt*, was das Ziel ist. Es reicht aus, das Ziel in erreichbaren, realistischen Verhaltensbegriffen zu definieren. Es kommt darauf an, das Experiment im alltäglichen Kontext des Klienten anzusiedeln, um ihm zu zeigen, wie die Lösung aussehen, sich anfühlen und von anderen gesehen werden wird.

Demnach ist „Pragmatik", das Studium der Beziehung zwischen Wörtern und anderem Verhalten, insofern auch „pragmatisch", als Wörter gebraucht werden können, um zu praktischen Ergebnissen zu führen, zu zufriedenstellenderen oder nützlicheren Verhaltensweisen, Gedanken, Gefühlen und Wahrnehmungen (im Leben des Klienten außerhalb der Therapie), über die der Klient in den folgenden Sitzungen berichten kann. Nur durch die praktischen, vom Klienten beschriebenen Ergebnisse, können Klient und Therapeut wissen, daß die Therapie für den Klienten nützlich war.

11. Wie können wir erkennen, wann wir uns nicht mehr zu treffen brauchen?

Fallbeispiel 7

> Das Ziel (der Therapie) besteht darin, die Therapie zu beenden und den Klienten aktiv und produktiv zu befähigen, sein Leben in die eigene Hand zu nehmen.
>
> Dolan 1985, S. 29

Die Anschauung, die die Therapie als eine Reihe von Sprachspielen sieht, als ein linguistisches System, das sich auf die Entwicklung von Lösungen konzentriert, ist zwar mit einer von Anderson und Goolishian (1988) entwickelten Therapierichtung verwandt, aber dennoch von ihr verschieden. Anderson und Goolishian fokussieren auf „problemdeterminierte Systeme" anstatt auf Lösungen oder lösungsdeterminierte Systeme. Daraus entwickeln sie eine Perspektive, deren zentrale Idee darin besteht, daß „das therapeutische System ein problemorganisierendes, problemauflösendes System" darstellt (S. 212):

> Therapie ist eine sprachliche Handlung, bei der sich beim Sprechen über ein Problem neue Bedeutungen und Deutungen ergeben. Ihr Ziel ist, sich an einem Gespräch zu beteiligen, das laufend lösend und öffnend, nicht beengend und verschließend wirkt. Durch therapeutische Gespräche wird fixierten Meinungen und Verhalten (dem Sinn, den Leute Dingen und Handlungen zuschreiben) Raum gegeben. Sie werden ausgeweitet, erwogen und verändert. *Das ist auch das einzige Ergebnis, das herauskommen soll* (Anderson u. Goolishian 1988, S. 226) [Hervorhebungen vom Verf.].

Anderson und Goolishian scheinen eine von Giacomo und Weissmark (1987) entwickelte Definition zu verwenden:

> Es gibt drei Methoden, Konflikte zu behandeln, und diese stimmen mit den Methoden überein, wie man mit Problemen im allgemeinen umgeht: Lösung, Resolution und Auflösung ... *Um ein Problem aufzulösen, werden die Bedingungen verändert, die die Dichotomie erzeugen, so daß das Problem verschwindet* (S. 456) [Hervorhebungen vom Verf.].

Aber ... wie steht es denn mit dem, was sich der Klient von der Therapie verspricht? Das, was der Klient will, ist schließlich entscheidend. Was tritt denn an die Stelle des Problems, wenn es sich aufgelöst hat?

Im Gegensatz zum „problemorganisierenden, problemauflösenden" Ansatz ist das ~~Problem~~ im lösungsorientierten Ansatz[1] immer schon aufgelöst, nämlich durch die Beschreibung von Ausnahmen, von einigen Vorboten des Zieles, der *Möglichkeit* von Ausnahmen in Form von Beschreibungen gedachter oder hypothetischer Lösungen. Die Auflösung des Problems (d. h. ~~Problem~~) ist bloß der Ausgangspunkt.[2]

> **Lösung,** 1: die Methode oder der Prozeß der Lösung eines Problems; 2: eine Erklärung, Klarstellung, Antwort usw.; wie die Lösung eines Rätsels; der *Thesaurus* führt auf: Antwort, Erklärung, Interpretation, Schlüssel, Hinweis; Syn.: Schlußfolgerung, Kulmination, Ausgang, Ergebnis, Lösung, Resultat, Antwort, Schlüssel.

1 Giacomo u. Weissmark (1987) verwenden eine Definition der „Lösung", die sich von der lösungsorientierter Therapeuten stark unterscheidet. Für uns bedeutet „Lösung" das, was sich zu entwickeln beginnt, nachdem das ~~Problem~~ aufgelöst wird, sowie das, was geschieht, wenn das Ziel des Klienten erreicht wird.

2 Poststrukturalistische Konstruktionen sind nicht unbedingt organisiert und auf Lösungen fokussiert. Sie sind auch nicht unbedingt auf ein Ende hin determinierte Aktivitäten. Es ist zum Beispiel klar, daß Anderson und Goolishian (1990) die traditionelle therapeutische Fokussierung auf Probleme fortsetzen, und Hoffman (1990), die ihre Arbeit als „postmodern" etikettiert, diese ebenfalls weiterhin traditionell, das heißt um Beschwerden [herum] konzipiert. In keinem der Fälle wird jedoch klar, was sie und ihre Klienten tun, wenn sie eine Therapie durchführen.

Bei lösungsorientierter Therapie oder lösungsbestimmten Gesprächen kündigt das Erreichen des Ziels sowohl dem Klienten als auch dem Therapeuten an, daß sich gerade eine Lösung anbahnt oder bereits entwickelt hat. Das bedeutet das Ende der Therapie. Therapeuten werden von Klienten beauftragt, damit er für sie eine Aufgabe erfüllt. Obwohl es die

> Aufgabe der Klienten ist, uns (die Therapeuten) über die von ihnen gewünschten Veränderungen zu unterrichten, übernehmen wir (die Therapeuten) eine sehr aktive Rolle, um sicherzugehen, daß die Ziele erreichbar und hoffentlich konkret genug sind, damit wir wissen, wann wir sie erreicht haben. Dieser Prozeß des Zielesetzens ist zweifelsohne ein kooperativer Verhandlungsprozeß. Unsere (der Therapeuten) aktive Rolle maximiert bei dieser Therapieaufgabe die Chancen, daß der Klient die gesteckten Ziele erreicht (O'Hanlon u. Weiner-Davis 1989, S. 101).

Einfach ausgedrückt, „sollte man sich das Ziel am besten als einige Elemente der Klasse von Wegen denken, die den Therapeuten und Klienten wissen lassen, daß das Problem gelöst ist, und nicht nur als ein bestimmtes Element dieser Klasse" (de Shazer 1989, S. 110).

Der Großteil eines lösungsbestimmten therapeutischen Gesprächs besteht in Sprachspielen, die auf drei zusammenhängende Aktivitäten fokussieren:

1. Ausnahmen und/oder Prototypen herstellen (Beispiele des Ziels bzw. der Ziele im Leben der Klienten, die auf erwünschte Veränderungen hinweisen),
2. neue Lebensmöglichkeiten für die Klienten ausdenken und beschreiben, sowie
3. „bestätigen", daß Veränderungen stattfinden, daß das neue Leben der Klienten tatsächlich schon begonnen hat.

Problem, Kausalität

Der Begriff „Problem" setzt immer den Begriff „Lösung" voraus. Tatsächlich ist der Begriff der Lösung eine wesentliche Voraussetzung für die Entwicklung des Begriffs Problem. Sonst wäre das, was man ein „Problem“ nennt (d. h. die Beschreibung eines unerwünschten Zustands, der erforderlich macht, daß irgend etwas geschieht), eine bloße „Tatsache“, eine bloße Beschreibung davon, *wie die Dinge liegen.*

Seit seinen Anfängen hat „Problem“ immer eine privilegierte, primäre Stellung im therapeutischen Diskurs eingenommen. Der traditionelle Fokus des therapeutischen Diskurses von Freud bis Selvini Palazzoli ist auf die Struktur und Ätiologie von Problemen gerichtet. Teilweise liegt das an der Dominanz strukturalistischer Denkweisen und zum Teil an der Neigung, eine Analogie zwischen den von Therapeuten behandelten Problemen und denjenigen der somatischen Medizin zu sehen. Das heißt, wenn das Problem als Krankheit angesehen wird, hat es offensichtlich eine Ursache.

Demnach fokussieren die Strukturalisten auf die sogenannten Funktionsstörungen des Familiensystems. Wird also die methodologische Grenze um das Familiensystem gezogen und wird System dann zum Ersatz für Psyche, dann ist – trotz der Betonung der Systemtheorie auf zirkuläre Kausalität, Äquifinalität und Multifinalität – ist lineare Kausalität das Ergebnis, ein mechanisches Modell, das heißt ein dysfunktionales System führt zu Symptomen.

Zieht man jedoch die methodologische Grenze um das therapeutische System und bringt die Begriffe Equifinalität und Multifinalität als zwei Beschreibungsinstrumente ins Spiel, dann scheint es einfacher, den Begriff der Kausalität von vornherein abzulehnen, als zu beschreiben, wie Therapeut und Klient ihre gemeinsame Aufgabe zusammen gestalten.

Das bedeutet nicht, daß es in Bezug auf menschliche Angelegenheiten keine „Ursachen“ gibt. Es bedeutet nur, daß zumindest innerhalb des Kontextes der Systemtheorie „spezifische Ursachen“ nicht erkannt werden können, so daß die Konzeption der ~~Kausalität~~ als nicht sonderlich nützlich beiseite gelegt werden kann.

Vom Anfang an wurde notwendigerweise unterschieden zwischen dem Begriff der ~~Kausalität~~ und dem der „Nichtkausalität“ oder Ursachenlosigkeit.

> **Ursachenlos,** 1. hat keine offensichtliche Ursache; 2. ohne ausreichenden Grund, Anlaß oder Motiv.

Das läßt uns im Zweifel und in Ungewißheit über eine Realität, die konstruiert werden muß.

Lösungen konstruieren

> Es darf nichts Hypothetisches in unsern Betrachtungen sein. Alle *Erklärung* muß fort und nur Beschreibung an ihre Stelle treten. ... Diese sind freilich keine empirischen Probleme, sondern sie werden durch eine Einsicht in das Arbeiten unserer Sprache gelöst und zwar so, daß dieses erkannt wird: *entgegen* einem Trieb, es mißzuverstehen. Diese Probleme werden nicht durch Beibringen neuer Erfahrung gelöst, sondern durch Zusammenstellung des längst Bekannten. Die Philosophie ist ein Kampf gegen die Verhexung unsres Verstandes durch die Mittel unserer Sprache.
>
> (Wittgenstein 1958, § 109)

Solange die Begriffe ~~Kausalität~~ und ~~Problem~~ außer Kraft gesetzt und von Zweifel umgeben sind, helfen lösungsbestimmte Gespräche den Klienten, ihr Leben zu beschreiben und neu auszurichten. Therapeut und Klienten spielen zusammen das Sprachspiel der Zielbestimmung, wobei sie die sozialen und interaktionalen Bedingungen für progressive, auf Veränderung und Erreichen des Ziels fokussierte Erzählungen schaffen.

Fallbeispiel Sieben: Die falsche Aufgabe

Am Anfang der Sitzung, bevor der Therapeut auch nur ein Wort gesagt hatte, noch bevor sich alle drei Beteiligten gesetzt hatten:

> [Abschnitt 1] **Frau Q:** Dieses Experiment, das wir machen sollten? Wir hatten einfach keine Gelegenheit.
> [2] **Herr Q:** Wir wollten schon, aber ...
> [3] **Therapeut[3]:** (Unterbricht) Also, fangen wir an ... also, was hat sich gebessert?

Abschnitte 1 und 2 zeigen den Anfang eines problemorientierten Sprachspiels; Abschnitt 3 zeigt den ersten Versuch des Therapeuten, ein lösungsorientiertes Sprachspiel einzuleiten, indem er sich bemüht, Informationen über einen Unterschied oder eine Veränderung herauszubekommen (Gingerich, de Shazer u. Weiner-Davis 1988).

3 Steve de Shazer

[4] **Herr Q:** Wir haben eigentlich keine Probleme gehabt. Den üblichen Knatsch dreimal die Woche … wir haben's dann aber seingelassen
[5] **Frau Q:** Ja. Das stimmt.
[6] **Therapeut:** Wie machen Sie das?
[7] **Herr Q:** Ein paar Mal bin ich einfach weggegangen.
[8] **Frau Q:** Ja.
[9] **Therapeut:** O. k.
[10] **Frau Q:** Ich ignoriere es einfach.
[11] **Herr Q:** Ignoriere es und es verschwindet.
[12] **Frau Q:** Und nach 'ner Weile reden wir wieder miteinander.
[13] **Therapeut:** Das klappt besser?
[14] **Herr Q:** Ja, es klappt besser …
[15] **Frau Q:** … als dazustehen und einander anzuschreien. Es muß doch möglich sein, miteinander zu reden.

Simon et al. (1984, S. 388) stellen fest:

> Mit diesen verschiedenen Formen eines Einzel- oder Familienwiderstands muß der Therapeut je nach den Umständen unterschiedlich umgehen. Im allgemeinen stellt sich ihm hier die Aufgabe, einerseits ein möglichst hohes Maß von Kontrolle und Manövrierfähigkeit zu behalten, andererseits den jeweiligen Widerstand zu unterlaufen bzw. „mit dem Widerstand zu gehen", in anderen Worten, die Kosten einer Eskalation des Widerstandes zu vermeiden, die sich aus einem „Widerstand gegen den Widerstand" ergeben würde. Hierfür waren vor allem Methoden der Hypnotherapie M. H. Ericksons richtungweisend.

Erickson drückte beispielsweise sehr deutlich seine revolutionäre Ansicht des Widerstands als positive Reaktion aus: „Sie suggerieren, daß sie etwas verschweigen werden, *und sie tun es*. Und Sie suggerieren auch, daß sie erzählen, *und sie tun es*. Sie verschweigen und erzählen aber auf Ihr Geheiß. *Solange sie etwas verschweigen, sollten Sie die Klienten dazu ermuntern*" (Erickson nach Haley zitiert 1973, S. 97). Erickson sagt auch:

> Jede der Möglichkeiten konstituiert ein Reaktionsverhalten. So wird eine Situation geschaffen, in der das Subjekt seinen Widerstand auf eine konstruktive, kooperative Art und Weise ausdrücken kann. Die Manifestation des Widerstands eines Subjekts wird am besten durch die Entwicklung einer Situation nutzbar gemacht, in der der Widerstand zweckdienlich eingesetzt wird (Erickson in Haley 1967b, S. 20).

Man versteht unter dem „Inneren" des Begriffs Widerstand ziemlich alles, was der Aufnahme oder dem Abschluß der Therapie im Wege steht. Was steht aber „außerhalb" der Unterscheidung? Ein vom Thesaurus vorgeschlagenes Antonym ist „Kooperation". Interessanterweise war „Kooperation", dieses „Äußere" des Begriffes Widerstand, tatsächlich ein Teil des „Inneren" in Ericksons Widerstandsbegriff. Wiederum sehen wir die Dekonstruktion eines Begriffes.

Im Brief Family Therapy Center

> erkannten [wir] auch, daß wir, wenn wir die Nichterfüllung [der Aufgaben] als eine Mitteilung darüber betrachteten, wie der Klient Dinge erledigte (und nicht als ein Zeichen von „Widerstand"), eine kooperative Beziehung aufbauen konnten (de Shazer 1985, S. 21).

> [16] **Therapeut:** Inzwischen machen Sie das [miteinander reden] ja manchmal.

In Abschnitt 3 bis 16 verhandeln Therapeut und Klienten darüber, ob sie ein beschwerdeorientiertes Sprachspiel mit Stabilität und abweichenden Erzählungen spielen oder ein lösungsorientiertes Sprachspiel, wobei der Therapeut alle erwähnten Unterschiede herausbekommen und versuchen muß, sie näher zu erläutern (Abschnitt 4 bis 16, insbesondere Abschnitt 13, 14, 15); mit anderen Worten: Handelt es sich um ein Veränderungsgespräch oder um ein Lösungsgespräch?

> [17] **Frau Q:** Ja, aber es muß mit einem Streit anfangen. Wenn wir Meinungsverschiedenheiten haben, müßten wir uns einfach hinsetzen und darüber reden können.
> [18] **Therapeut:** Was hat sich sonst verändert, Ihrer Ansicht nach gebessert?

[19] **Frau Q:** Sonst ist alles in etwa gleich. Ich glaube nicht, daß sich irgend etwas wirklich gebessert hat. Ich weiß nicht, ob es daran liegt, daß wir das Experiment nicht gemacht haben, daß sich deshalb nichts geändert hat. Die eine Stabilitätserzählung enthaltenden Abschnitte 17 und 19 zeigen zum letzten Mal in dieser Sitzung ein problemorientiertes Sprachspiel.
[20] **Therapeut:** Sie sind sich nicht ernsthaft in den Haaren gelegen ... Das ist anders.

In Abschnitt 20 versucht der Therapeut noch einmal, das Gespräch auf Veränderung und Unterschiede zu lenken und fährt fort zu verstärken, um den Klienten bei der Entwicklung der Beispiele behilflich zu sein.

[21] **Frau Q**: Es waren bloß zwei Wochen.
[22] **Therapeut:** Haben Sie sich nicht mindestens einmal in zwei Wochen gestritten?
[23] **Frau Q:** Wir haben einen kleinen Streit gehabt, der ...
[24] **Herr Q:** ... sich in einen ernsthaften hätte entwickeln können.
[25] **Therapeut:** Hat er aber nicht.
[26] **Frau Q:** Wir haben es einfach gelassen. Ich glaub' das war für uns ein Triumph.
[27] **Therapeut:** Ah, das hört sich anders an. Wie haben Sie das gemacht?
[28] **Frau Q:** Ich habe einfach damit aufgehört.
[29] **Therapeut:** Wie brachten Sie sich dazu aufzuhören?
[30] **Frau Q**: Ich sagte mir: stop.
[31] **Therapeut:** Und Sie hörten auch auf sich?
[32] F**rau Q:** Muß ich wohl gemacht haben.
[33] **Therapeut:** Was war aber mit ihm? Zum Streiten gehören zwei.
[34] **Frau Q:** Er ist weggegangen. Als ich aufhörte, ist er gegangen. Normalerweise mache ich immer weiter.
[35] **Therapeut:** O. k. Sie hielten den Mund, er ließ das zu. Er ist gegangen, das ließen Sie zu. Auf diese Weise verhinderten Sie, daß aus einem kleinen Krach ein großer wurde. Das hört sich meiner Meinung nach doch anders an. (lange Pause) Wenn Sie bei anderen Dingen auch so verfahren würden –

wäre das einigermaßen zufriedenstellend? Nicht perfekt, aber O. k.?

[36] **Frau Q:** Ja, das wär's wohl.

Es stellt sich heraus, daß Herr und Frau Q tatsächlich über zwei getrennte und unterschiedliche Episoden sprachen, und im Laufe der Sitzung beschrieben sie drei zusätzliche Beispiele, die einem ähnlichen Muster folgten.

Während der vorangegangenen Sitzung hatten Herr und Frau Q verschiedene Wege beschrieben, wie sie wissen würden, daß das Problem gelöst wäre. Allerdings waren diese Wege weder sonderlich gut definiert, noch besonders spezifisch. Sie bekamen folglich als Gruppe die Bezeichnung „10". Um das Ziel zu vereinfachen und als Definitionshilfe benutzte der Therapeut eine Skala:

[111] **Therapeut:** Wenn „10" bedeutet, das Ziel erreicht zu haben, einen Teil dessen oder alles, worüber Sie gerade gesprochen haben, zwar nicht perfekt erreicht, aber so gut, wie Sie beide das eben schaffen, und „0" steht für den Zustand, in dem alles am schlimmsten war, wo steht dann Ihr Mann heute zwischen „10" und „0"?

[112] **Frau Q:** „5".

[113] **Therapeut:** Und wo steht sie Ihrer Meinung nach heute?

[114] **Herr Q:** „5".

[116] **Therapeut:** Haben Sie beide richtig geraten?

[117] **Herr und Frau Q:** Ja.

In der gegenwärtigen Sitzung (die in diesem Kapitel beschrieben wird), nach weiteren Beschreibungen des „Hör auf, geh weg und red' später"-Musters, war eine recht deutliche Beschreibung enthalten, wie sich beide darauf vorbereiteten zu reden, wenn die Zeit dafür reif war. Bevor der Therapeut sein Team konsultierte:

[37] **Therapeut:** Wo stehen Sie auf dieser „Zielskala", über die wir beim letzten Mal gesprochen haben?

[38] **Frau Q:** „7".

[39] **Herr Q:** „8".

Die Abschnitte 20 bis 36 zeigen eine Lösungsorientierung mit progressiver Erzählung, wobei die progressive Erzählung in das zielorientierte Sprachspiel, Abschnitt 111 bis 117 und 37 bis 39, weitergeführt wird.

> Zur Erinnerung: Das sind Klienten, die die Sitzung damit begannen, daß sie über die Nicht-Erledigung ihrer Hausaufgabe (manche Therapeuten hätten das für Widerstand gehalten) berichteten: *„Alles ist ungefähr gleich. Ich glaube nicht, daß sich irgend etwas wirklich gebessert hat. Ich weiß nicht, ob es daran liegt, daß wir dieses Experiment nicht gemacht haben, daß sich deshalb nichts geändert hat.“* Anschließend berichten sie über eine Verbesserung, für ihn von „5“ auf „8“ und für sie von „5“ auf „7“. Zudem stimmten sie überein, daß diese Vorgehensweise *einigermaßen zufriedenstellend* wäre, wenn sie sie auf andere Streitigkeiten anwenden würden.

Bei der Einführung des Konzepts der Kooperation

> stellen wir zunächst einen Zusammenhang zwischen der Gegenwart und der Zukunft her (wobei wir die Vergangenheit ignorieren). Anschließend beglückwünschen wir den Klienten zu dem, was er bereits tut und was für ihn nützlich und/oder gut ist. Schließlich können wir ihm – sobald er verstanden hat, daß wir auf seiner Seite stehen – etwas Neues vorschlagen, was er tun könnte und was gut für ihn ist oder zumindest gut für ihn sein könnte (de Shazer 1985, S. 15).

Wir benutzten darum folgende Intervention, die, wie alle Interventionen, als Kontextmarker dienen sollte, um zwischen ~~Problem~~/~~Beschwerde~~ und Lösung zu unterscheiden.

> [40] **Therapeut:** Nachdem wir[4] darüber nachgedacht haben, bin ich – im Nachhinein – froh darüber, daß Sie das Experiment nicht ausgeführt haben. Denn was Sie beide zusammen gemacht haben, hat tatsächlich viel besser funktioniert. Ich bin mir nicht einmal sicher, daß das Experiment so viel

4 Mitglieder des Teams waren auch Larry Hopwood und Mark Taylor.

> geholfen hätte, wie das, was Sie getan haben – also, vergessen Sie es: Offensichtlich war es ein falscher Vorschlag.
> Wir meinen, Sie sollten einfach das weitermachen, was Sie in den letzten Wochen getan haben. Wir glauben, daß Sie einem guten Beispiel folgen können: Für Sie funktioniert's. Es ist ein gutes Muster, und wenn es weiterhin funktioniert, werden Sie ihm immer mehr Vertrauen schenken.

Abschnitt 40 faßt die bisherige Entwicklung des lösungsorientierten Sprachspiels zusammen. Bemerkenswert ist, wie das Team die Tatsache akzeptiert, daß die Klienten die vorangegangene Hausaufgabe nicht erledigten, und wie dies in einen Teil des lösungsorientierten Sprachspiels umgewandelt wird. Nicht nur in diesem besonderen Fall, sondern in allen Fällen ist das, was die Klienten tatsächlich *machten*, um den Lauf der Dinge zu „verbessern", weitaus wichtiger als das Ausführen der Aufgaben. Die implizite Botschaft jeder Aufgabe ist natürlich: Tu irgend etwas, um etwas zu verbessern.

> Ich sagte: Wo man nicht suchen kann, da kann man auch nicht fragen, und das heißt: Wo es keine logische Methode des Findens gibt, da kann auch die Frage keinen Sinn haben.
> Nur wo eine Methode der Lösung ist, ist ein Problem (das heißt natürlich nicht „nur wo die Lösung gefunden ist, ist ein Problem").
>
> Das heißt, dort, wo die Lösung nur von einer Art Offenbarung erwartet werden kann, ist auch kein Problem. Einer Offenbarung entspricht keine Frage (Wittgenstein, 1975a, § 149).

Eine lösungsbestimmte Therapie bringt notwendigerweise Erzählungen hervor, die bestätigen sollen, ob zufriedenstellende Veränderungen geschehen sind bzw. geschehen oder nicht. Von der zweiten bis zur letzten Sitzung konzentriert sich die vorrangige Gesprächsaktivität auf die Frage „Was hat sich gebessert?". „Besser" ist natürlich ein Familienähnlichkeitsbegriff. Demnach beantwortet man die Frage am besten, indem man eine Reihe von Beispielen aufzeigt, so wie das Paar und der Therapeut in dieser Sitzung. Progressive Erzählungen sind für die Konstruktion einer Lösung nützlich; Stabilitäts- bzw. abschweifende Erzählungen sind nicht nützlich.

Darum sollte der Therapeut das Interview damit beginnen, daß er den Klienten einfach fragt: „Was hat sich gebessert?“ anstatt „Wie waren die Hausaufgaben?“ oder eine ähnlich spezifische Frage zu stellen. Auf diese Weise wird der Umfang der möglichen progressiven Erzählungen erweitert, um alles zu umfassen, was das Leben der Klienten ihrer Meinung nach zufriedenstellender macht. Es ist schwierig, eindeutige Kriterien für Erfolg und Mißerfolg aufzustellen, denn weder Erfolg noch Mißerfolg sind exakt zu bestimmende Entitäten oder Einheiten. Statt dessen verweisen wir – wie in dieser Sitzung – auf eine Reihe von Beispielen bzw. entwickeln etwas willkürliche operationale Definitionen (zum Beispiel „10“ auf einer Zielskala).

Klientenbeschreibungen von Beschwerden, Ausnahmen und Zielen sind unterschiedliche Sprachspiele, Ergebnisse der Interaktion zwischen Therapeuten und Klienten. Wie aus diesem Beispiel ersichtlich ist, wird das, was die Klienten als beschreibenswert erkennen, von Dialogbeiträgen des Therapeuten beeinflußt und geprägt. Die Fokussierung des Therapeuten auf die Konstruktion einer Lösung oder auf progressive Erzählungen hilft den Klienten, sich neu zu orientieren, um zu sehen, was sie schon erreicht haben.

Das Erreichen eines Ziels repräsentiert das Hauptthema, um das Klienten und Therapeuten Beschreibungen der Veränderung und der Lösung organisieren. Sobald die Klienten überzeugt sind, daß das Ziel erreicht worden ist und daß die damit einhergehenden Veränderungen vermutlich Bestand haben werden, können sowohl Therapeuten als auch Klienten wissen, daß sie sich nicht mehr zu treffen brauchen.

12. Bei der Arbeit

Fallbeispiel 8

Nur wo eine Methode der Lösung ist, ist ein Problem.

Wittgenstein 1975, §149

In den vorangegangenen Kapiteln wurden wörtliche Auszüge von verschiedenen Fällen verwendet, um die unterschiedlichen Aspekte des lösungsorientierten therapeutischen Gesprächs als progressive Erzählungen und lösungsbestimmte Sprachspiele zu veranschaulichen. Leider wurden all diese Zitate aus dem Gesprächszusammenhang herausgerissen. So konnten Sie als Leser kein Verständnis für die Entwicklung des Gesprächs vom Anfang bis zum Ende der Sitzung entwickeln. Wenn auch manche Abschnitte aus Vertraulichkeit ausgelassen werden mußten, hoffe ich doch, daß Ihnen das folgende Transkript einen Einblick in den Verlauf einer Sitzung gewähren wird.

Der in den vorherigen Kapiteln entwickelte Rahmen ermöglicht es uns, jede Therapiesitzung als sinnvolles Gespräch zu betrachten, das – wie jedes andere Gespräch – durch die Interaktionen der Teilnehmer geprägt ist. Ungeachtet des Inhalts beinhalten Therapiesitzungen progressive, regressive und/oder Stabilitätserzählungen sowie verschiedene Sprachspiele. Sobald man eingesehen hat, daß das Gespräch und die Sprachspiele Teile des Systems sind, um das es dem Therapeuten geht (und nicht die angedeuteten oder hypothetischen Systeme, auf die Therapeuten häufig fokussieren), kann man davon ausgehen, daß die Gespräche Systemregeln folgen.

Fallbeispiel 8: Wie man Heiligenscheine der passenden Grösse und Farbe aufbaut

Sitzung Nr. 1

Nachdem er etwas über die Arbeitssituationen von Herrn und Frau W. erfahren hatte:

[8] **Therapeut:**[1] Wie soll ich Sie anreden?
[9] **Ralph.**
[10] **Sandy.**
[11] **Ralph:** Darf ich Steve zu Ihnen sagen?
[12] **Therapeut:** Klar. Was bringt Sie heute zu mir?
[13] **Sandy:** Wir haben schwerwiegende Eheprobleme.
[14] **Therapeut:** Was für welche?
[15] **Ralph:** Wir denken dauernd über eine Scheidung nach. Sie läuft weg oder ich schicke sie weg, dann geht sie zu ihrer Familie und *(Pause)*
[16] **Therapeut:** O. k., aber irgendwie kommen Sie immer wieder zusammen?
[17] **Ralph:** Ja. Wir sagen, daß wir uns sehr lieben. Liebst Du mich? Ich liebe Dich. *(Sie faßt nach seiner Hand.)*
[18] **Therapeut:** O. k., stellen wir uns also vor – es wird nicht leicht sein, aber – stellen wir uns vor, daß eines Nachts ein Wunder geschieht, während Sie beide schlafen, und das Problem, weswegen Sie hier sind, ist gelöst. O. k.? Während Sie schlafen, also wissen Sie nicht, daß es geschehen ist. Was würde am nächsten Tag passieren? Woran werden Sie erkennen, daß das Problem gelöst ist?
(Lange Pause)

Die frühe Verwendung der Wunderfrage schon in der ersten Sitzung versucht, das lösungsorientierte Sprachspiel mit einer progressiven Erzählung als Hauptfokus der Sitzung einzuführen.

[19] **Ralph:** Ihre Depression wäre vorbei. Ich würde keine Stimmen mehr hören, und wir würden häufig miteinander schlafen und es genießen.

1 Steve de Shazer mit Insoo Kim Berg, Larry Hopwood, Jane Kashnig und Scott Miller hinter dem Einwegspiegel.

[20] **Therapeut:** O. k.. Und Sie?

[21] **Sandy:** Er würde aufhören, mich herumzukommandieren; er würde öfter mit mir reden. Er würde mich beachten.

[22] **Therapeut:** O. k.

[23] **Sandy:** *(Weint)* Tut mir leid.

[24] **Therapeut:** Das macht nichts. Ich rechne damit, daß Sie nicht übereinstimmen. Das ist völlig normal. So sind Ehen nun mal. Wie Sie mit den Meinungsverschiedenheiten umgehen, darauf kommt es an.
Sie sagen, ihre Depression wäre vorbei. Wie würden Sie erkennen, daß sie vorbei ist? Was würde sie tun, woraus Sie erkennen könnten, „Es ist vorbei"?

[25] **Ralph:** Sie würde nicht mehr weinen, sie wäre glücklich.

[26] **Therapeut:** Was würde sie anstelle des Weinens machen?

[27] **Ralph:** Ihr Leben umgestalten, das tun, was sie tun möchte.

[28] **Therapeut:** Zum Beispiel?

[29] **Ralph:** … Mir helfen, unseren Lebensunterhalt zu verdienen, Geld in den Topf schmeißen.

[30] **Therapeut:** O. k. Was wäre sonst noch anders, das Ihnen auffallen würde?

[31] **Sandy:** Wir würden öfter miteinander schlafen.

[32] **Ralph:** Ja.

[33] **Therapeut:** Öfter? Wie oft wäre öfter?

[34] **Ralph:** Diesen Monat haben wir erst einmal miteinander geschlafen. Dabei haben wir alles mögliche versucht. Letzten Monat haben wir dreimal miteinander geschlafen. Es kommt immer seltener vor. Alle Frauen machen mich an, nur Sandy nicht.

[35] **Therapeut:** Also, öfter wäre mehr als dreimal im Monat, sagen Sie?

[36] **Ralph:** Ja.

Von Abschnitt 18 bis 36 entwickelt sich rasch eine progressive Erzählung, gefördert durch die frühe Anwendung der Wunderfrage. Während dieses Gesprächs ist ein meßbares Ziel festgestellt worden: mehr als dreimal im Monat miteinander schlafen. Erwähnt worden sind noch andere potentielle Möglichkeiten, um eine Lösungsentwicklung zu erkennen: (a) ihre Depression wäre vorbei, (b) er würde keine

Stimmen mehr hören, (c) er würde sie nicht mehr herumkommandieren, (d) sie würden sich mehr unterhalten, und (e) sie würde nicht mehr so viel weinen.

[37] **Sandy**: *(gleichzeitig)* Ja. Er bleibt oft bis spät in der Nacht weg, das ist in letzter Zeit zu einem Problem geworden. Manchmal muß er abschalten, dann ist er bis nach Mitternacht unterwegs, was ich verstehe. Es macht mir nichts aus. Aber manchmal bleibt er ziemlich lange weg und schläft dann morgens aus, dann liege ich schon im Bett, wenn er nach Hause kommt. Es ist dann schwer, mich zu wecken und miteinander zu schlafen.
[38] **Therapeut:** Also da haben Sie ein Zeit- und Abstimmungsproblem. *(Pause)*
[39] **Therapeut:** Das wäre also anders. Was wäre sonst noch anders? Was werden Sie tun, wenn Sie nicht mehr deprimiert sind?
[40] **Sandy:** Hm. *(Pause)* Ich würde arbeiten, beruflich weiterkommen. Es hat sich lange hingezogen, bis ich meine Bewerbungen losgelassen habe. Ich bin aber bei drei Stellen gewesen, also habe ich einen Anfang gemacht.
[41] **Therapeut**: Wann fingen Sie damit an?
[42] **Sandy**: Vor ein paar Wochen.
[43] **Therapeut:** Vor ein Paar Wochen. O. k., damit haben Sie also einen Anfang gemacht. Gut. Gut.
(Pause)
[44] **Therapeut:** Sie haben noch etwas anderes erwähnt.
[45] **Ralph:** Stimmen.
[46] **Therapeut:** Stimmen.

Abschnitt 39 bis 46 führt die progressive Erzählung fort. Es ist nicht nur ein Maßstab für den Erfolg beschrieben worden, sie hat sogar schon angefangen, sich um eine Stelle zu kümmern bzw. ihre Karriere zu fördern.

[47] **Ralph:** Stimmen hören und Wahnvorstellungen. Die habe ich seit 20 Jahren schon. Die Diagnose –
[48] **Therapeut:** *(Unterbricht)* Moment mal. Damit warten wir noch. Zuerst möchte ich etwas anderes erfahren. Nach diesem Wunder, was wird da anders?

[49] **Ralph:** Sie werden alle weg sein.

[50] **Therapeut:** Sie werden alle weg sein. Wann waren sie zuletzt alle weg?

[51] **Ralph:** *(Lange Pause)* Sie sind jetzt weg.

[52] **Therapeut:** Sie sind jetzt weg. Und wie lange sind sie schon weg?

[53] **Ralph:** *(Lange Pause)* Ich weiß es nicht.

[54] **Therapeut:** O. k.

[55] **Ralph:** Ich glaube, ich höre sie, wenn ich mich langweile.

[56] **Therapeut:** Sicher. Sind sie schon seit einer Weile weg? Tage? Monate? Wochen? Wie lange?

(Lange Pause)

[57] **Sandy:** Hast Du sie gestern abend gehört, als wir essen waren?

[58] **Ralph:** Ja. Wahnvorstellungen. Ich nehme dafür Medikamente, die der Psychiater mir verschrieben hat. Das hilft … aber ich …

[59] **Therapeut:** Aber im Moment sind sie weg?

[60] **Ralph:** Ja.

[61] **Therapeut:** Seit Sie heute morgen aufgestanden sind?

[62] **Ralph:** Ja.

[63] **Therapeut:** Wie kommt es, daß sie manchmal einfach wegsind? Was ist anders, wenn sie weg sind?

(Lange Pause)

[64] **Therapeut:** Ja, überlegen Sie sich das eine Weile. Wissen Sie, wann sie weg sind?

[65] **Sandy:** Nein. Er ist nicht gesprächiger, wenn sie weg sind. Ich hätte es zwar angenommen, aber es ist nicht der Fall.

[66] **Therapeut:** Ist er körperlich aktiver, wenn sie weg sind?

[67] **Ralph:** Ich kann denken. Ich kann denken. Sonst muß ich mir eine Liste mit „Erledigungen" machen, und ich muß mir sagen: „Ich höre meine Gedanken." Ich kann weder schreiben noch Sachen behalten.

(Pause)

[68] **Ralph:** Ist es wirklich so einfach?

[69] **Therapeut:** Könnte sein.

[70] **Ralph:** O. k. Gut. Gut.

In Abschnitt 47 fängt Ralph, der es gewohnt ist, mit Therapeuten auf eine bestimmte Art und Weise über seine Stimmen zu reden, eine

Stabilitätserzählung an.[2] Abschnitt 48 dreht das jedoch um, und die progressive Erzählung entwickelt sich bis Abschnitt 64 weiter, wenn es auch vorkommt (Abschnitt 58 beispielsweise), daß Ralph in seiner üblichen Art über seine Stimmen redet.

Bei Klienten, die andere Therapieansätze gewöhnt sind, muß eine lösungsorientierte progressive Erzählung aufrechterhalten werden, damit eine Lösung sich rasch entwickeln kann. Es ist nur allzu leicht, sich auf eine Exploration der Biographie und eine kausale Hypothesenbildung einzulassen.

[88] **Therapeut:** Wann haben Sie sich zuletzt nicht deprimiert gefühlt oder waren sich dessen nicht bewußt?
[89] **Sandy:** Das ist schon lange her.
[90] **Therapeut:** Wann etwa? Wann war der letzte Tag, an dem Sie weniger deprimiert waren als heute?
[91] **Sandy:** Hm. *(Lange Pause)* Vor ein paar Jahren.
[92] **Therapeut:** Tatsächlich? Was meinen Sie? Wann haben Sie kürzlich geglaubt, sie wäre weniger deprimiert?
[93] **Ralph:** Während der letzten zwei Monate. Du hattest einen glücklichen Tag: Du warst einkaufen und auf Stellensuche. Du warst gerade zurückgekommen, und Du warst in Hochstimmung. Ich arbeitete: Du warst mich los!
(Beide lachen)
[94] **Therapeut:** Vielleicht. Stimmt das? Hatten Sie diesen Tag vergessen? Oder hat nur er das so empfunden?
[95] **Sandy:** Ich weiß es nicht.
[96] **Therapeut:** Beides könnte zutreffen?
[97] **Sandy:** Ja.
[98] **Therapeut:** Aber er glaubt es.
[99] **Ralph:** Sie schien glücklich zu sein, sie lächelte.

Die Abschnitte 88 bis 99 deuten vielleicht auf eine Ausnahme hin und ziehen zumindest Sandys Auffassung in Zweifel, sie wäre seit Jahren gleichmäßig deprimiert gewesen.

2 Später in der Sitzung erfahren wir mehr über Ralphs Erfahrung, einschließlich der Tatsache, daß „ich wegen (meiner) Stimmen seit 14 Jahren in therapeutischer Behandlung bin" und Sandy seit neun Jahren wegen ihrer „Zwangskrankheit".

[100] **Therapeut:** Hat das eine Auswirkung auf die Stimmen?
(Lange Pause)
[101] **Ralph:** Ich glaube, ich nütze ihr Glücklichsein aus.
[102] **Therapeut:** Wie meinen Sie das?
[103] **Ralph:** Ich beschimpfe sie, wenn sie glücklich ist.
[104] **Therapeut:** Inwiefern?
[105] **Ralph:** Um sie zu beherrschen.
[106] **Therapeut:** Ich verstehe nicht, was meinen Sie? (Lange Pause) Wie machen Sie das?
[107] **Ralph:** Ich werde böse auf sie, wenn sie glücklich ist, weil ich nicht glücklich, sondern völlig erledigt bin. Ich nehme an, es hilft meinen Stimmen nicht, wenn sie glücklich ist.
[108] **Therapeut:** O. k., es macht sie aber auch nicht schlimmer?
[109] **Ralph:** Nein, nein.

Abschnitt 100 bis 109 legten nahe, daß in bezug auf Ralph spezifischere Verhaltensfragen gestellt werden müssen.

[110] **Therapeut:** Wann hatten Sie zum letzten Mal beide gleichzeitig einen guten Tag?
(Lange Pause)
[111] **Ralph:** Ist es wirklich so schlimm gewesen?
(Sandy weint)
[112] **Therapeut:** Sie glaubt es.
(Lange Pause)
[113] **Sandy:** Wir saßen neulich mit seiner Mutter zusammen und unterhielten uns; seitdem hat sich Ralphs Verhalten mir gegenüber gebessert. Er kommandiert mich nicht mehr so viel herum. Und, ja: Er ist rücksichtsvoller.

Abschnitt 110 bis zum Anfang von 113 sieht es so aus, als könnte sich wieder eine regressive oder Stabilitätserzählung entwickeln, dann zeigt jedoch Sandys Wechsel in Abschnitt 113 eine Ausnahme auf. Hier ist ein weiteres Beispiel, wie ein Klient Veränderung beschreibt.

[114] **Therapeut:** Wann hat das angefangen?
[115] **Sandy:** Vor zwei Tagen.

[116] **Therapeut:** Vor zwei Tagen.
[117] **Sandy:** Wir hatten ein Gespräch mit seiner Mutter. Wir setzten uns hin und unterhielten uns.
[118] **Therapeut:** Sind Sie sich dessen bewußt, daß Sie während der letzten Tage Ihr Verhalten geändert haben?
[119] **Ralph:** Es ist ein bewußter Versuch.
[120] **Therapeut:** Gut. Gut. *(Er schüttelt Ralphs Hand. Sandy und Ralph lächeln beide.)* Der Versuch ist auch gelungen.
[121] **Ralph:** Ja, doch.
[122] **Therapeut:** Und das erleichtert das Leben für Sie und für Sie.
[123] **Ralph:** Für sie.
[124] **Therapeut:** Und für Sie? Wegen Ihren ganz bewußten Bemühungen ist es für sie besser. Wird es dann auch für Sie besser?
[125] **Ralph:** Es müßte eigentlich schon.
[126] **Therapeut:** Ist es aber noch nicht?
[127] **Ralph:** Nein, noch nicht.
[128] **Therapeut:** Noch nicht.
[129] **Ralph:** Sie ist aber etwas glücklicher. *(Sandy nickt)*
[130] **Therapeut:** O. k. Es könnte sich ja bald zeigen, daß etwas dabei herauskommt.
[131] **Ralph:** Ja.
[132] **Therapeut:** War es viel Arbeit oder nur ein bißchen?
[133] **Ralph:** Nein, nur ein bißchen.

In Abschnitt 113 bis 133 wird die progressive Erzählung wieder aufgenommen und ermöglicht es Ralph und dem Therapeuten, die Wahrnehmung einer brauchbaren Beziehung zwischen Ralphs und Sandys Verhalten zu konstruieren.

[133, Fortsetzung] Ich habe sie ganz schön rumkommandiert, ich müßte ein Gentleman sein. Sie ist eine Dame und ich sollte ein Gentleman sein.
[134] **Therapeut:** Sie haben keine gebrochenen Beine, also können Sie aufstehen und es selber machen?
[135] **Ralph:** Ja.
[136] **Therapeut:** Also haben Sie vor ein paar Tagen einen neuen Anfang gemacht, und – was hat er während der letzten Tage gemacht, das Sie am meisten geschätzt haben?

[137] **Sandy:** Er hat mich nicht so oft herumkommandiert.
[138] **Therapeut:** Was macht er statt dessen?
[139] **Sandy:** Er hat mich gefragt:„Wie war Dein Tag?“
[140] **Therapeut:** Und was noch?
[141] **Sandy:** „Was hast Du bei der Arbeit gemacht?“

Die progressive Erzählung setzt sich bis 141 fort, und die Interaktion zwischen Sandys Verhalten und Ralphs neuem Verhalten wird deutlich. Eine Nebenhandlung oder sogar ein ganzes Sprachspiel über die „Leichtigkeit“ der Veränderung entwickelt sich. Ralphs neues Verhalten während der letzten zwei Tagen kann als Ausnahme betrachtet werden, die eindeutig zu Sandys Zielen in Beziehung steht. Das könnte einer der Fäden sein, die benutzt werden können, um die ganze Beschwerde aufzulösen oder ein lockerer Stein, der benutzt werden kann, um die Konstruktion des Problems zu dekonstruieren und um dann die Konstruktion einer Lösung zu fördern.

[141, Fortsetzung] Wir haben immer noch Schwierigkeiten mit langem Schweigen. Ich weiß allerdings nicht, ob Ralph jemals wirklich gesprächig war.
[142] **Therapeut:** Wie lange sind Sie beide schon zusammen?
[143] **Sandy:** Seit sieben Jahren.
[144] **Ralph:** Seit sieben Jahren verheiratet, kennen tun wir uns seit neun Jahren.
[145] **Therapeut:** Wie lange ist dann ein langes Schweigen?
[146] **Ralph:** Bei Tisch sind wir immer ruhig, wenn wir zu zweit sind. Wenn meine Mutter dabei ist, rede ich mit Mutter, Mutter redet mit Sandy, Sandy redet mit Mutter, Mutter redet mit mir. Wenn wir allein sind, sind wir sehr still. Ich weiß nicht, was ich sagen soll.
[147] **Therapeut:** O. k. Was hat es damit auf sich? Glauben Sie, daß es etwas gibt, das während des Schweigens gesagt werden sollte, und Sie halten es zurück, oder liegt es daran, daß es in dem Moment nichts zu sagen gibt?
[148] **Sandy:** Ich weiß es nicht. Vielleicht gibt es nichts zu sagen.
[149] **Therapeut:** Vielleicht. Sind Sie sich bewußt, daß Sie etwas zurückhalten? Sind Sie sich bewußt, daß er etwas zurückhält?

[150] **Sandy:** Manchmal sage ich irgendwas, und er antwortet nicht. Er ist in Gedanken versunken. Ich weiß nicht, ob er in dem Moment seine Stimmen hört.

In Abschnitt 141 bis 150 versucht der Therapeut, das dem Schweigen anhaftende „problematische" Etikett in Zweifel zu ziehen.

[151] **Therapeut:** Gut. *(Pause)* Das ist interessant. Ist Ihnen während der letzten Tage aufgefallen, daß Sie irgend etwas anders gemacht haben, weil er manches anders macht?
[152] **Sandy:** Nein, ich glaube nicht, oder?
[153] **Therapeut:** Zumindest nicht bewußt.
[154] **Ralph:** Ich mußte einfach etwas ändern. Ich will meine Frau nicht herumkommandieren. Das gehört sich nicht. Das ist ordinär, primitiv. Wir waren auf einem eingefahrenen Gleis und ich bin froh, da runterzukommen.
[155] **Therapeut:** Reagiert sie auch mit einem anderen Verhalten darauf?
[156] **Ralph:** Sie ist viel glücklicher.
[157] **Therapeut:** O. k.

In den Abschnitten 151 bis 157 wird die Wahrnehmung der Beziehung zwischen Ralphs neuem und Sandys reagierendem Verhalten weiterentwickelt.

[168] **Therapeut:** Also, was meinen Sie, wie wir Ihnen helfen können? Was wollen Sie?
[169] **Ralph:** Ich will – ich brauche Hilfe: Ich habe es noch nie geschafft, meine Frau zum Orgasmus zu bringen, wenn wir miteinander schlafen, und wir möchten die Häufigkeit des Verkehrs erhöhen.
[170] **Therapeut:** O. k. Das ist es also, was Sie zu uns führt.
[171] **Ralph:** Und ich möchte auch – wir lieben uns, wir sind uns nicht gleichgültig.
[172] **Therapeut:** Das sehe ich.
[173] **Ralph:** Manchmal sprechen wir über Scheidung, manchmal trennen wir uns – aber wir kommen nicht zurecht. Das ist die Hauptsache. Darüber meckert meine Mutter mit mir, das ist mein Hauptproblem mit mir und mit Sandy. Wir kommen nicht zurecht. Wir machen irgendwas falsch.

[174] **Therapeut:** Wie würde Zurechtkommen aussehen?
[175] **Ralph:** Daß wir zu Rande kommen.
[176] **Therapeut:** Finanziell.
[177] **Ralph:** Ja.
[178] **Therapeut:** Und Sie, wonach suchen Sie?
[179] **Sandy:** Ich will mir klar werden, ob ich Ralph verlassen soll oder nicht.
[180] **Therapeut:** Und wie stehen Sie heute dazu?
[181] **Sandy:** Ich habe heute wieder darüber nachgedacht. Tut mir leid, Ralph.
[182] **Ralph:** Ich denke auch darüber nach.
[183] **Therapeut:** Sie sind also unschlüssig.
[184] **Sandy:** Ja.
[185] **Therapeut:** Und wohin tendieren Sie?
[186] **Sandy:** Ich weiß nicht.
[187] **Therapeut:** Und wohin würden Sie lieber tendieren?
[188] **Sandy:** Ich weiß nicht.
[189] **Therapeut:** Wie werden Sie es wissen? Woran werden Sie zum Beispiel erkennen, daß Sie bleiben wollen?
[190] **Sandy:** Ich bin mir nicht sicher.
[191] **Therapeut:** Raten Sie. Es ist eine schwierige Frage.
[192] **Sandy:** Ralph wäre beruflich und charakterlich erfolgreicher.
[193] **Ralph:** Ich hab' es ihr wirklich schwer gemacht all die Jahre. Nicht physisch, sondern emotional. Es ist für uns beide schwer gewesen.
[194] **Therapeut:** Wenn diese Veränderungen, die er macht, nach, sagen wir mal, sechs Wochen noch anhalten, würde das was darüber aussagen, in welche Richtung Sie tendieren?
[195] **Sandy:** Könnte sein.

Die Abschnitte 168 bis 195 bestätigen die als Antwort auf die Wunderfrage schon beschriebenen Ziele.

[203] **Therapeut:** Was könnte Ihrer Meinung nach sonst noch ihre Entscheidung zu bleiben beeinflussen?
[204] **Ralph:** Wenn ich im Beruf weiterkäme.
[260] **Therapeut:** Gibt es noch irgend etwas, was ich an dieser Stelle wissen muß, bevor ich mich zurückziehe, um über das,

was Sie erzählt haben, nachzudenken und mit meinem Team darüber zu beraten, was Sie Nützliches gesagt haben? Dann komme ich wieder und sage Ihnen, was wir dazu meinen. Wir haben bisher nur an der Oberfläche gekratzt.

An dieser Stelle berichten Sandy und Ralph beide ihre „psychiatrische" Geschichte. Er hat die Diagnose „paranoide Schizophrenie" erhalten, während sie als „zwangsneurotisch" etikettiert wurde.

[270] **Ralph:** Ich will nur glücklich verheiratet sein.
[271] **Therapeut:** O. k. Ich komme gleich wieder.

Interventionsmitteilung

[272} **Ralph:** Das hat nicht lange gedauert.
[273] **Therapeut:** Nein, weil Sie beide ganz klar waren. Uns ist klar, daß Sie einiges durchgemacht haben, sowohl individuell als auch gemeinsam. Wenn man davon ausgeht, was Sie durchgemacht haben, könnte man eine wesentlich schlimmere Situation erwarten – was für uns bedeutet, daß Sie beide einiges ganz richtig machen.
Ganz klar ist, daß Sie die Situation individuell und gemeinsam verbessern wollen. Während wir darüber sprachen, waren wir beeindruckt, wie sehr Sie sich mögen und daß beide das wollen, was für den anderen gut ist. Bei vielen Paaren ist das nicht immer klar, aber für uns ist dies klar.
[274] **Ralph:** Hast Du das gehört!
[275] **Therapeut:** Sie wissen, was zu tun ist und wie.
[276] **Ralph:** Wir machen etwas richtig.
(Sie lächeln und schauen sich an.)
[277] **Therapeut:** Bestimmt. Es wurde auch sehr klar, daß Sie angefangen haben, gemeinsam ein neues Leben aufzubauen. Wir haben ein paar Ideen, ein Experiment, das Sie bis zum nächsten Mal durchführen sollen. Jeder von Ihnen wählt heimlich in der nächsten Woche zwei Tage aus, und an diesen Tagen sollen Sie so tun, als ob das Wunder, von dem wir gesprochen haben, schon geschehen wäre. O. k.? Beobachten Sie, wie der andere auf das reagiert, was Sie tun. Dann

versuchen Sie herauszufinden, welche zwei Tage sie ausgesucht hat, und Sie versuchen dasselbe bei ihm. Sagen Sie nichts darüber. Machen Sie alles heimlich, beobachten Sie nur. Beobachten Sie, wie er reagiert, beobachten Sie, wie sie reagiert. Sie könnten sogar zufällig denselben Tag aussuchen; das macht nichts. Vielleicht lernen Sie dadurch etwas Zusätzliches. Es muß aber Zufall sein. Es muß heimlich bleiben; diskutieren Sie nicht darüber.

Als Versuch, alle ursprünglichen Ausgangspunkte abzudecken, entschloß sich das Team zu einem Interventionsrahmen des „so tun, als ob das Wunder schon geschehen sei", nämlich (a) das Ende von Sandys „Depression", (b) das Schweigen von Ralphs „Stimmen", (c) häufigerer Geschlechtsverkehr, (d) eine Fortsetzung der Verhaltensänderungen, die sie zwei Tage vor der Sitzung angefangen hatten, und natürlich (e) der Anfang für alles, was Bestandteil eines neuen Lebens sein könnte, für alles, was ihrer Meinung nach für sie etwas verbessern könnte.

Sitzung Nr. 2

[1] **Therapeut:** Also, was ist besser geworden?
[2] **Sandy:** Nun ja, es fiel mir schwer, das Experiment durchzuführen. Es war nicht einfach, gut drauf zu bleiben, mir vorzustellen, daß das Wunder für ihn und für mich geschehen war.
[3] **Therapeut:** Sicher.
[4] **Sandy:** Wissen Sie, was ich meine? Es fiel mir schwer, nicht zu weinen, nicht traurig zu sein.
[5] **Therapeut:** Natürlich, aber wie lief es dann, als Sie erfolgreich waren?

Auch ein begrenzter Erfolg durch die Vortäuschung hätte die Situation verbessern können.

[6] **Sandy:** Ich glaube, Ralph war ruhiger, er hat sich weniger über mich geärgert.
[7] **Therapeut:** O. k. Bevor ich mit Ralph anfange, wenn Sie die ganze Woche berücksichtigen, was war besser?

[8] **Sandy:** Er kommandierte mich weniger herum.
[9] **Therapeut:** Das setzte sich also fort. Was noch?
[10] **Sandy:** Und, ach ja, er hatte keinen so großen Zorn auf mich.
[11] **Therapeut:** O. k. Was macht er, wenn er keinen Zorn auf Sie hat? Und er kommandiert Sie weniger herum? Was macht er statt dessen?
[12] **Sandy:** Also, er ist oft in seiner eigenen Welt. *(Pause)* Ich bin mir nicht sicher, was er macht.
[13] **Therapeut:** Was meinen Sie, an welchen Tagen hat er so getan als ob?
[14] **Sandy:** Donnerstag und Freitag.
[15] **Therapeut:** Also gut. Was meinen Sie, welche Tage sie ausgesucht hat?
[16] **Ralph:** Mittwoch und Sonntag.
[17] **Therapeut:** O. k. Stimmt das?
(Beide lachen)
[18] **Ralph:** Das macht Spaß.
[19] **Sandy:** Welche hat er genannt?
[20] **Therapeut:** Mittwoch und Sonntag.
[21] **Ralph:** An den Tagen hatten wir Geschlechtsverkehr.
[22] **Therapeut:** Wunderbar.
(Beide lächeln, lachen und halten sich an den Händen.)
[23] **Therapeut:** Vielleicht hat sie an den Tagen nichts vorgemacht.
[24] **Sandy:** Ich hatte mir Sonntag und Montag ausgesucht.
[25] **Therapeut:** Sonntag hat er also richtig geraten. Ralph, sie hat gedacht, es sei Donnerstag und Freitag.
[26] **Ralph:** Es war Mittwoch und Freitag.
[27] **Therapeut:** Mittwoch und Freitag. Beide hatten halb recht. Ist das nicht interessant?

Die Abschnitte 13 bis 27, in denen es um die sechs Tage geht, an denen beide entweder vortäuschen oder wahrnehmen, daß ein Wunder geschehen ist, liefern den Klienten und den Therapeuten weiteres Material, das für die Konstruktion einer Lösung verwendet werden kann.

[28] **Ralph:** Als ich die Praxis verließ, hörte ich keine Stimmen. Keine akustischen Halluzinationen. Das hielt an bis zum Mittagessen, als ich da war ...

[29] **Therapeut:** Fingen sie wieder an.

[30] **Ralph:** Fingen sie wieder an.

[31] **Therapeut:** Was sagen Sie zu der Woche als Ganzes gesehen, Ralph?

[32] **Ralph**: Ich habe mit ihr viel öfter geredet und habe mich bewußt bemüht, sie nicht so oft herumzukommandieren. Ich glaube, ich habe sie vielleicht fünf mal darum gebeten, irgendwas für mich zu machen, und dann war ich sehr darauf bedacht, „bitte" und „danke" zu sagen. Alles andere machte ich selber. Es war eigentlich ganz einfach.

[33] **Therapeut:** Es war einfach?

[34] **Ralph:** Es war einfach.

[35] **Therapeut:** Wieso war es einfach? Sie haben diese Angewohnheit ja schon so lange.

[36] **Ralph:** Ich habe es doch schon seit langem ändern wollen.

[37] **Therapeut:** Ja, aber das dürfte die Sache meiner Meinung nach eher erschweren als vereinfachen. Wieso war es einfach? Na ja, das ist eher ein Rätsel für mich .

Die Abschnitte 32 bis 37, in denen es um die Einfachheit der Änderung einer langandauernden Angewohnheit bzw. eines Musters geht, führen das „Sprachspiel der einfachen Änderung" weiter, das Therapeuten und Klienten dazu verhelfen könnte, noch weitere „einfache" Änderungen zu konstruieren.

[38] **Ralph:** Wir haben zweimal miteinander geschlafen. Im letzten Monat war es nur einmal.

[39] **Therapeut:** Also schon ...

[40] **Ralph:** Wir führen schon 2 : 0.

[41] **Therapeut:** Mein Gott, vielleicht ist wirklich ein Wunder geschehen. *(Alle drei lachen)*. Was war sonst noch besser?

[42] **Sandy:** Ich glaube, er hat sich weniger über mich geärgert.

[43] **Therapeut:** Das würde passen.

[44] **Ralph:** Ich habe mich öfter mit ihr unterhalten. Es war einfacher, mit ihr zu reden.

Abschnitt 44 zeigt noch eine weitere einfache Änderung auf. Später in der Sitzung stellte sich heraus, daß Miteinanderschlafen auch einfach war, da sie besonderen Wert darauf legten, zur selben (frühen) Zeit ins Bett zu gehen.

Sowohl Sandy als auch Ralph beschreiben offensichtlich Änderungen und somit auch den Anfang eines neuen Lebens.

[45] **Therapeut:** Gut.
[46] **Ralph:** Und wenn ich mit ihr rede, habe ich keine Halluzinationen.
[47] **Therapeut:** Stimmt das?
[48] **Ralph:** Ja.
[49] **Therapeut:** Also, wenn Sie sich mit ihr unterhalten, gibt es keine Stimmen?
[50] **Ralph:** Richtig.
[51] **Therapeut:** Ist es so, daß es keine Stimmen gibt, und dann reden Sie mit ihr, oder Sie reden mit ihr, und dann gibt es keine Stimmen?
[52] **Ralph:** Manchmal rede ich mit ihr und werde von den Stimmen unterbrochen.
[53] **Therapeut:** Richtig.
[54] **Ralph:** Oder von Wahnvorstellungen. Ich glaube, daß jemand mit mir oder über mich spricht.
[55] **Therapeut:** Richtig. Also besteht eine Tendenz, daß die Stimmen seltener da sind, je mehr Sie mit ihr reden?
[56] **Ralph:** Ja. Es ist schwierig, sich in der Öffentlichkeit zu unterhalten und nicht über persönliche Probleme zu sprechen.
[57] **Therapeut:** Aber letzte Woche haben Sie das gemacht?
[58] **Ralph:** Ja, wir haben uns unterhalten und dabei viel Spaß gehabt.
[59] **Sandy:** Wir haben viel mehr geredet.

Im weiteren Verlauf der Sitzung wird deutlich, daß Ralph zum ersten Mal erkennt, daß eine Beziehung zwischen seinem vermehrten Reden mit Sandy und einer Abnahme seines Problems mit den Stimmen besteht.

[59, Fortsetzung] Es ist sehr wichtig, sehen Sie. Ich werde nicht zornig.

[60] **Therapeut:** Sie werden nicht zornig, oder Sie zeigen nicht, daß Sie zornig sind?
[61] **Sandy:** Ich werde nicht zornig.
[62] **Therapeut:** Sie werden nicht zornig, Punkt?
[63] **Sandy:** Nein, ich werde bloß frustriert.
[64] **Therapeut:** Ah.
[65] **Sandy:** Und ... es tut mir weh, wenn er zornig auf mich ist.
[66] **Therapeut:** Gut.
[67] **Sandy:** Ich erwähne das jetzt nur so. Es hat nichts damit zu tun, was wir gerade gesagt haben.
[68] **Therapeut:** Das wollte ich gerade herausbekommen.
[69] **Sandy:** Ich erwähne es bloß über unsere Beziehung. Wenn Ralph kurz angebunden ist, tut das weh.
[70] **Therapeut:** Also sind Sie diese Woche weniger frustriert gewesen?
[71] **Sandy:** Ja.

[200] **Therapeut:** Das letzte Mal sprachen Sie darüber, daß Sie sich schon lange deprimiert fühlen. Nehmen wir an, 10 bedeutet „wieder normal" und „nicht mehr deprimiert" und 0 bedeutet „genauso schlimm", so deprimiert wie Sie sich jemals gefühlt haben. Wie würden Sie sich heute einordnen?
[201] **Sandy:** 4.
[202] **Therapeut:** 4, und das letzte Mal als Sie hier waren, wo hätten Sie sich eingeordnet?
[203] **Sandy:** 0.
[204] **Therapeut:** 0! Irgendwie sind Sie von 0 auf 4 gekommen! Wie haben Sie das geschafft?
[205] **Sandy:** Ich war einige Tage auf 0, aber Ralph war dann nicht wütend auf mich. Das half.
[206] **Therapeut:** Gut. Sie haben als Team zusammengearbeitet.
[207] **Sandy:** Er hat mir geholfen.
[208] **Therapeut:** Wußten Sie, daß sie von 0 auf 4 gestiegen ist?
[209] **Ralph:** Nein.
[210] **Therapeut:** Was hätten Sie gesagt, wenn ich Sie zuerst gefragt hätte?
[211] **Ralph:** In etwa gleich.

[212] **Therapeut:** Letzte Woche war er der Meinung, Sie fühlten sich besser, als Sie dachten. Das ist interessant, nicht? Ich weiß nicht, was ich davon halten soll.
[213] **Ralph:** Sag es mir, wenn Du glücklich bist.
[214] **Therapeut:** Auf einer ähnlichen Skala, wenn 10 bedeutet, zwischen Ihnen beiden steht alles so gut, wie Sie es realistischerweise erwarten können, o. k.? Und 0 bedeutet die Hölle, wo wären Sie heute?
[215] **Ralph:** 4.
[216] **Therapeut:** Und Sie?
[217] **Sandy:** 4.
[218] **Therapeut:** Wie sieht das aus im Vergleich zu letzter Woche?
[219] **Ralph:** 0.
[220] **Sandy:** 0, würde ich auch sagen.
[221] **Therapeut:** Das, was Sie in der letzten Woche gemacht haben, hat die Situation von 0 auf 4 verändert.
[222] **Ralph:** Ich glaube wirklich, das Wunder kann geschehen.

Auf Sandys „Depressionsskala" hat es eine Verbesserung von 4 Punkten gegeben. Wir erfahren später während des Interviews, daß es auf Ralphs „Stimmenhäufigkeitsskala" eine Verbesserung um 1 Punkt (10 auf 9) gegeben hat.

Interventionsmitteilung

[223] **Sandy:** Bevor Sie irgendwas sagen, ich habe gerade gesagt, daß ich von ihm erwarte, ein Heiliger zu sein. Ich will, daß er ein Heiliger ist, er soll immer die ganze Zeit nett zu mir sein.
[224] **Therapeut:** Das wäre schön, nicht wahr?
[225] **Sandy:** Es ist für mich ganz schön schwer.
[226] **Therapeut:** Es ist für ihn auch schwer.
[227] **Ralph:** Anwärter auf einen Heiligenschein zu sein.
(Alle lachen)
[228] **Ralph:** Der Heiligenschein hat aber die falsche Farbe *(zeigt auf die Stelle über seinen Kopf).*

[229] **Therapeut:** Wenn Sie einen Heiligenschein bekommen, wird sie auch einen haben.
[230] **Sandy:** Ich werde auch einen haben.
[231] **Therapeut:** So wie wir die Sache sehen, haben Sie beide in der letzten Woche einen neuen Anfang gemacht, konstruieren Heiligenscheine. Zusammen sind Sie von 0 auf 4 gestiegen. Das ist wirklich bedeutend, eine 40prozentige Verbesserung.
[232] **Ralph:** Sie werden wärmstens empfohlen.
[233] **Therapeut:** Ja, aber ich habe gar nichts gemacht. Ich sitze bloß hier und sage manchmal was. Sie beide sind doch da draußen und tun etwas - darum entwickeln sich die Heiligenscheine.
Im Grunde genommen sollten Sie beide genau das weitermachen, was Sie in den letzten zehn Tagen gemacht haben, um etwas zu verbessern. Dazu gehört auch das So-Tun-als ob. Ich glaube, ich muß auf etwas hinweisen, was das Team mir erzählt hat: Wenn sie sehen, wie Sie beide lächeln, ist Ihnen klar, daß Sie beide wirklich zusammengehören.
[234] **Ralph:** Das ist wirklich sehr nett von ihnen. Ich habe mich schon gefragt, ob wir verheiratet sein sollten oder nicht, und das hilft mir.
[235] **Therapeut:** Ich habe noch eine kleine zusätzliche Aufgabe für Sie, eine besondere Art, so zu tun als ob: Wir möchten, daß Sie ein Experiment durchführen und zwar, wenn Sie zornig sind, sollen Sie so tun, als wären Sie's nicht.
[236] **Ralph:** O. k.
[237] **Therapeut:** Und Sie beobachten, was passiert.
[238] **Ralph:** O. k.

Bis zur fünften Sitzung (acht Wochen nach der ersten),[3] nach einer Phase einer gefährdeten Stabilität (sie variierten auf der Skala zwischen 3, 4, und 5), berichteten sie nicht nur über ein Ansteigen der Häufigkeit des Geschlechtsverkehrs, sondern auch, daß sie viel mehr Spaß dabei hätten. Sie lächelte mehr und war glücklicher. Nach einem

3 In der zweiten und dritten Sitzung war Insoo Kim Berg die Therapeutin.

Vorschlag aus der vierten Sitzung fanden sie es von Vorteil, daß Ralph Sandy umarmte, wenn es ihr gut ging, anstatt sie zu trösten, wenn sie weinte.

Die Häufigkeit von Ralphs Stimmen war von 10 auf 4 zurückgegangen. 0 (das Ziel) bedeutete, daß sie schwiegen. Ralph war weiterhin seltener verärgert. Vortäuschen, nicht verärgert zu sein, funktionierte „mindestens zu 95 Prozent". Als Paar bewerteten sie die Woche vor der fünften Sitzung zwischen 6 und 7 (10 ist das Ziel), und sie schätzte sich auf der „Depressionsskala" auf 7 (10 ist das Ziel) ein.

Obgleich für eine Katamnese dieses Falles keine Zeit war, ist dennoch erkennbar, daß diese Gespräche nach einem Muster verlaufen, wie es in typischen Sequenzen lösungsorientierter Therapiesitzungen zu beobachten ist. Wenn Therapeut und Klienten während der Sitzungen das Gespräch auf ein lösungsentwickelndes Sprachspiel fokussieren, berichten die Klienten häufig über die Konstruktion und Entwicklung befriedigender Lösungen.

13. Der Unterschied[1]

> Die elementare Informationseinheit – ist ein Unterschied, der einen Unterschied ausmacht.
>
> Bateson 1972, S. 582

Was also ist nun dieser Unterschied, den ich dieses ganze Buch hindurch für mich habe arbeiten lassen?

> In den Naturwissenschaften sind Wirkungen im allgemeinen durch ziemlich konkrete Bedingungen oder Ereignisse verursacht – Einflüsse, Kräfte und so fort. Wenn man aber in die Welt der Kommunikation, Organisation usw. eintritt, läßt man jene ganze Welt hinter sich, in der Wirkungen durch Kräfte, Einflüsse und Energieaustausch hervorgebracht werden. Man betritt eine Welt, in der „Wirkungen" – und ich bin nicht sicher, ob man weiterhin dasselbe Wort verwenden sollte – durch Unterschiede hervorgerufen werden. Das heißt, sie werden von solchen „Dingen" hervorgebracht, die von dem Territorium auf die Karte gelangen. Das sind Unterschiede (Bateson 1972, S. 581).

1 Es muß daran erinnert werden, daß ich kein ausgebildeter Philosoph bin. Ich möchte mich deshalb bei jedem Philosophen, der dieses Buch und insbesondere dieses Kapitel eventuell liest, für meine Einfalt entschuldigen. Aus dem philosophischen Diskurs habe ich das, was meiner Meinung nach für diesen Diskurs nützlich scheint, entnommen, wenn mir auch klar ist, daß ich vielleicht die Pointe des Philosophen mißverstanden haben könnte. Insbesondere möchte ich mich bei Ludwig Wittgenstein und Jacques Derrida für den Mißbrauch entschuldigen, den sie durch mich erdulden müssen.

Ich habe die offensichtlichen Unterschiede zwischen einem Zeichen, einem Begriff, einem Wort und dem jeweiligen anderen aufgezeigt; den Unterschied zwischen den (beabsichtigten) Bedeutungen des Autors und denen des Lesers; sowie den Unterschied, der durch das von diesen Unterschieden[2] hervorgebrachte oder ihnen inhärente Bedeutungsmoratorium (Derrida 1978) entsteht. Ich hoffe, daß ich zwischen der Situation des Autors gegenüber dem Leser und der Situation des Klienten und des Therapeuten eine klare Analogie gezogen habe.

Bateson (1972) fragt:

> Was aber ist ein Unterschied? Ein Unterschied ist ein sehr spezieller und dunkler Begriff. Ganz sicher ist er kein Ding oder Ereignis. Dieses Stück Papier unterscheidet sich von dem Holz dieses Lesepults. Es bestehen viele Unterschiede zwischen ihnen - in der Farbe, Struktur, Gestalt usw. Wenn wir aber anfangen, nach der Lokalisierung dieser Unterschiede zu fragen, geraten wir in Schwierigkeiten. Offensichtlich ist der Unterschied zwischen dem Papier und dem Holz nicht im Papier; er ist eindeutig nicht in dem Holz; er ist sicher nicht in dem Raum zwischen ihnen, und er ist gewiß auch nicht in der Zeit zwischen ihnen. (Ein Unterschied, der durch die Zeit auftritt, wird „Veränderung" genannt.)
>
> Ein Unterschied ist also etwas Abstraktes (S. 580).

Nehmen wir zum Beispiel eine kurze, aus „Unterschied" entwickelte Kette (eine Skizze und keine richtige Zeichnung: siehe Abbildung 1). Würde man die gesamten Schriften von Bateson, Weakland, Haley etc. berücksichtigen, könnte die Kette der an „Unterschied" anhaftenden Bedeutungen (aus dem Wörterbuch und dem Thesaurus entwikkelt), die einst im Diskurs der Kurztherapie und der Familientherapie situiert waren, fast grenzenlos erweitert werden. Doch sind alle von

2 Derrida benutzt das Wort „differance", mit der stimmlosen Schreibweise des a (ein von ihm selbst erfundener Neologismus), um sich auf Unterschied (französisch: *differer*) plus Respekt (latein: *differre*) zu beziehen. Hier weist er auf die Verschiebung, Verzögerung oder den Aufschub von Bedeutung und Verständnis beim Lesen hin (oder auch besser, zieht man die Mißverständnisse in Betracht, beim Falschlesen), was eine andere Form des Unterschiedes bildet.

Autor und Leser dem Begriff „Unterschied" beigefügten Bedeutungen ein Teil der Bedeutung von „Unterschied" , die vom Autor und dem Leser in diesen spezifischen Kontext eingebracht werden.

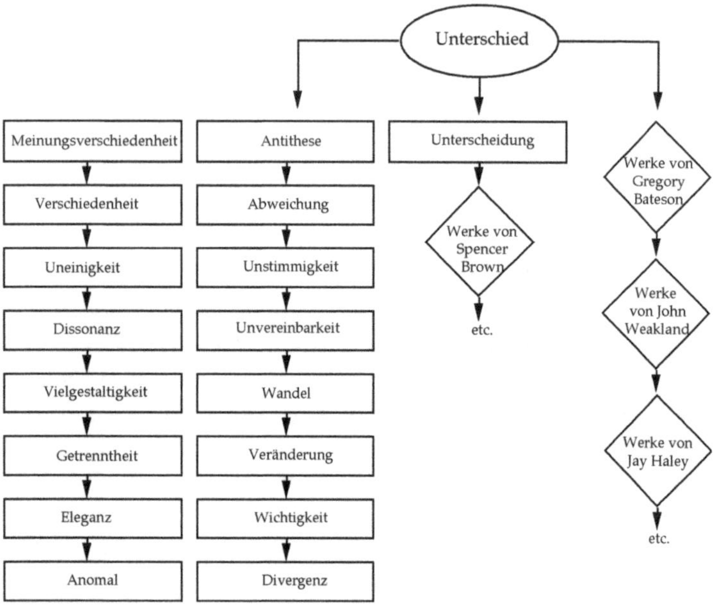

Abb. 1. Unterschiedsketten

Bevor man sich entweder der freien Assoziation hingibt oder den vergeblichen Versuch unternimmt, dem Durcheinander der Zeichen zu entkommen (wie z. B. die Versuche von Austin (1976) und Searle (1970), via „Regeln" zu entkommen)[3], habe ich versucht, die Flexibilität und Kreativität aufzuzeigen, die dieser Unterschied sowohl dem Therapeuten als auch dem Klienten in der therapeutischen Situation zur Verfügung stellt. Das heißt, wenn Bedeutung nicht als inhärent oder als in einem Wort/Begriff eingeschlossen betrachtet wird, be-

3 Dieser Schritt ähnelt der von Whitehead und Russell entwickelten Theorie der logischen Typen (1910), als sie versuchten, gegen das Paradox Regeln aufzustellen.

kommt Wittgensteins Idee, daß die Bedeutung von Wörtern/Begriffen durch den Gebrauch in einem Gespräch innerhalb eines spezifischen Kontextes bestimmt wird, pragmatische und therapeutische Anwendbarkeit. Da keine Gewißheit über die Bedeutung von Wörtern/Begriffen besteht, ist Kooperation – nicht Konkurrenz – eine unerläßliche Voraussetzung für interaktionellen Konstruktivismus. Ein Sprachspiel wird benötigt, um dieser unendlichen Kette Beschränkungen aufzuerlegen.

Wie Bateson sagt, ist die Lokalisierbarkeit problematisch, denn Unterschied ist immer Unterschied *zwischen*. Beim interaktionellen Konstruktivismus geht es immer vorrangig darum, zu unterscheiden (Spencer-Brown 1973, S. 3): Es gibt einen Unterschied zwischen Innen und Außen. Es ist klar, daß Unterschied etwas damit zu tun hat, daß Begriffe sowohl ein Innen als auch ein Außen haben; es umfaßt die Unterscheidung zwischen Landkarte und Territorium und zwischen „Klasse" und „Element". Unterschied hat etwas mit dem Unterschied zwischen Begriff und Definitionskriterien zu tun. Diese Grenzen sind jedoch keine Barrieren, man kann sich nicht darauf verlassen, daß sie Innen und Außen eindeutig trennen. Es geht nicht einfach darum, daß der Unterschied zwischen dem Innen und dem Außen eines Begriffes und die Durchlässigkeit von Grenzen benutzt werden können, um eine Methode der lösungsorientierten Kurztherapie zu entwickeln: Das ist möglich, und es ist gemacht worden (de Shazer 1988). Es ist gleichermaßen klar, daß der Unterschied zwischen dem Innen und dem Außen von Begriffen, zwischen verschiedenen Begriffspaaren und zwischen Landkarte und Territorium nicht durch einen dritten vereinheitlichenden Ausdruck aufgelöst werden kann. Dieser Unterschied ist kein hegelianischer Widerspruch. Es ist kein einfacher Unterschied, es ist kein „Etwas"; es ist vielmehr der Name für eine Beziehung.

Es mag sein, daß ein Verb wie differenzieren angemessener gewesen wäre, jedoch ist die Formulierung „das Differenzieren für sich arbeiten lassen" im Deutschen gelinde gesagt schwerfällig und unbeholfen und könnte von der mit „Unterschied" assoziierten Zeichenkette, die ich ins Feld führen wollte, wegführen.

Vielmehr ist es der Unterschied selber, der für Therapeuten und Klienten ein wichtiges Instrument ist. Das liegt nicht nur daran, daß es „Unterschiede gibt, die einen Unterschied machen". An und für sich sind Unterschiede bloß Unterschiede. Sehr häufig funktionieren

Unterschiede nicht spontan. Wenn sie nicht erkannt werden, können sie keinen Unterschied machen, doch wenn sie erkannt werden, kann man sie für sich arbeiten lassen, so daß sie einen Unterschied machen. Unterschiede, die zählen, Unterschiede, die dem Klienten wichtig sind, sind die Auswirkungen oder Zeichen eines Unterschieds, den man für sich hat arbeiten lassen.

Im Sprachspiel der Therapie läßt die Geschichte des Klienten den Therapeuten alles auf eine bestimmte Art sehen; ihre Überarbeitung durch den Therapeuten läßt den Klienten alles auf eine andere Art sehen. Wenn Therapeut und Klient es nicht schaffen, den Unterschied für sich arbeiten zu lassen, verhandeln sie nicht miteinander; dann reagieren sie bloß aufeinander anstatt aufeinander zu antworten. Dies bringt uns wieder zurück zur Pragmatik der Therapiepraxis. Der Therapeut muß einen Punkt finden, ein Element in der Geschichte des Klienten, das ein Für-sich-Arbeiten-Lassen des Unterschieds zuläßt. In jedem spezifischen Gespräch zwischen Therapeuten und Klienten gibt es viele möglichen Punkte, die eine Unterscheidung aufweisen, Stellen, an denen auf einen Unterschied hingewiesen werden kann. Jeder dieser Unterschiede kann eingesetzt werden, um einen Unterschied zu machen, sodaß der Klient sagen kann, sein Leben sei zufriedenstellender.

14. Nachwort

Die einzige letzte Wahrheit ist: „Alles hängt voneinander ab."
Cyril Stanley Smith 1978, S. 38

Jede Geschichte, jedes Buch – sei es ein Krimi, ein philosophisches Werk oder ein technisches Handbuch – muß einen Schluß haben oder zumindest an einem Punkt angelangt sein, wo der Autor sagen kann: „Ich habe mein Bestes getan, ich habe gesagt, was ich sagen wollte, und ich stehe dazu", und an dem der Leser sagen kann: „Jetzt kenne ich die ganze Geschichte und habe die Pointe verstanden." Manchmal kann dieser Schluß zweideutig sein, wie der Schluß von *Finnegan's Wake,* oder künstlich und gestellt.

Wenn der Autor sein Werk liest, mißversteht er natürlich, was er gesagt hat: Auf der einen Seite sagte er immer mehr, als er zu sagen glaubte. Auf der anderen Seite bringt sein Lesen zum Vorschein, daß er weniger sagte, als er zu sagen glaubte; und das Buch fällt natürlich immer anders aus als das, was der Autor schrieb. Da die Grenze um Autor-Buch-Leser gezogen wird, ergibt jedes Lesen ein neues Buch; jedes erneute Durchlesen führt zu neuen Bedeutungen, zu einem neuen Buch. Von daher ist das Buch nie fertig, es gibt keinen Schluß, nur ein Gefühl des Endens. (Wir wissen, daß Sherlock Holmes nach seiner Zeit als Detektiv Bienen züchtete und erforschte. Haben Sie sich jemals gefragt, was Dr. Watson nach seiner Pensionierung machte?)

Während ich mich frage, welches Buch Sie, der Leser, mit mir zusammen konstruiert haben, kann ich nur wissen, daß ich mit meinem Teil der Arbeit zufrieden bin. Jeder Autor schreibt zu einem bestimmten Zweck (wenn er auch vielleicht als Zwang erscheint). Der Zweck dieses Buches liegt darin, auf einige Ideen zu verweisen, auf einige Methoden, über die Therapiepraxis nachzudenken, die manchem Leser anfangs möglicherweise zu radikal oder unsinnig erscheinen. Ich hoffe, daß die verwickelte Handlung die Nebenhandlungen gut genug zusammenhalten konnte, so daß es für Sie als Leser einen Sinn ergab.

Sie müssen natürlich nicht mit mir übereinstimmen. Das versteht sich von selbst (oder sollte sich von selbst verstehen, tut es aber nicht). Ich hoffe nur, daß Sie und ich in der Lage waren, in zufriedenstellendem Maß miteinander zu kooperieren und einander ernst zu nehmen, um zusammen über einige Dinge nachzudenken.

Wie konnte ich erwarten, daß Sie mich ernst nehmen, als ich am Anfang behauptete, „Nymphomanie“ sei ein Wort wie jedes andere, und für Sie als Leser sowie für mich als Autor bedeute dieses Wort etwas anderes, und daß wir folglich auf Verhandlungen angewiesen sind, wenn es für uns eine wie auch immer geartete Bedeutung haben soll? Konstruktivismus (die Idee, daß Wirklichkeit erfunden, und nicht entdeckt wird) ist schlimm genug, mögen Sie sagen, aber interaktioneller Konstruktivismus (die Idee, daß Wirklichkeit sozial oder interaktionell erfunden wird) ist noch schlimmer.

Beim (einfachen) radikalen Konstruktivismus können wir zumindest den Geist der Subjekt-Objekt-Trennung bewahren und die Probleme der Klienten ihren eigenen konstruktiven Bemühungen zuschreiben und dabei jedwede therapeutischen Mißerfolge auf das problematische Gebäude schieben, das sie in die Therapie mitbrachten. Doch beim interaktionellen Konstruktivismus ist es nicht so einfach. Therapeutische Mißerfolge bedeuten, daß sowohl Therapeut als auch Klient bei der Konstruktion einer Lösung versagt haben. Der Fehler liegt bei keiner Seite und gleichzeitig bei beiden Seiten. Wenn Verhandlungen scheitern, sind mindestens zwei beteiligt.

In dem lösungsorientierten Entwicklungsmodell der Kurztherapie scheint es deshalb Mißerfolge zu geben, weil in den Verhandlungen die Antwort zu der Frage:„Wie erkennen wir, wann wir uns nicht mehr zu treffen brauchen?“ nicht gefunden wird. Oft genug ist der Klient bereit, das Nichtvorhandensein der Beschwerde als „ausreichendes Ziel“ zu akzeptieren, doch kann dieses Nichtvorhandensein nicht bewiesen werden, so daß Erfolg oder Mißerfolg weder vom Therapeuten noch vom Klienten erkannt werden können. Wenn nicht von vornherein über bedeutende Veränderungen ausdrücklich verhandelt wird, reicht nicht einmal ihr Vorhandensein aus, um das Nichtvorhandensein der Beschwerde zu beweisen.

Manche Mißerfolge können als Schwierigkeit betrachtet werden, von einem „problem-/beschwerdeorientierten Sprachspiel" zu einem „lösungsorientierten Sprachspiel" hinüberzuwechseln. Das ist natürlich ein weiterer Punkt, an dem die Gespräche zwischen Therapeuten und Klienten abbrechen können, wenn sich eine abweichende oder Stabilitätserzählung anstatt einer progressiven Erzählung entwickelt. Die Schuld liegt in diesem Fall weder beim Therapeuten noch beim Klienten; beide zusammen sind daran beteiligt. Mißerfolge, die sich auf diese Weise einstellen, bedeuten meist, daß es dem Therapeuten nicht gelungen ist, dem Klienten Ausnahmen als Unterschiede, die einen Unterschied machen, und somit als Vorboten des Ziels erkennen zu lassen; beziehungsweise, die Umkehrung einer hierarchischen Bedeutungskonstruktion endete in einer Bauchlandung, weil es der Umkehrung nicht gelang, die Bedeutung der Situation unentscheidbar zu machen, und somit der scheinbare Unterschied für den Klienten keinen Unterschied machte. In solchen Situationen wird keine Intervention und keine Aufgabe, die auf der Umkehrung basiert, für den Klienten einen Sinn haben, und der Therapeut (sowie auch die Therapie) wird als ineffektiv und vielleicht irrelevant abgetan.

In mancher Hinsicht kann das Schreiben-Lesen dieses Buches auf eine ähnliche Art und Weise mißlingen. Unsere Verhandlungen darüber, ob die Unterschiede, die ich für mich habe arbeiten lassen, für Sie als Leser einen Unterschied machen oder nicht, können mißlingen, und Sie tun dann das Buch als irrelevant für Ihre Zwecke ab. Das heißt, Ihr Ziel beim Lesen des Buches sowie mein Ziel beim Schreiben können so weit auseinanderliegen, daß es uns nicht gelingt, ein gemeinsames Arbeitsprojekt zu entwickeln.

Das heißt nicht, daß Sie und ich über alles vom Anfang bis zum Ende des Buches übereinstimmen müssen! Es heißt bloß, daß wir als Autor und als Leser unsere Ziele erreichen müssen, auch wenn wir darin übereinstimmen, nicht übereinzustimmen. Aus meiner Sicht können wir sowohl unsere Ziele erreichen als auch weiterhin über fast alles nicht übereinstimmen, solange Sie sich an der Reise beteiligt haben, um über alles etwas anders zu denken, ihre Gedanken kreisen zu lassen und mit den Unterschieden zu spielen, die während dieses Projektes ins Spiel gebracht wurden.

Anhang I

Untersuchungsergebnisse der Kurztherapie

Da es sich um eine nicht-normative Therapie handelt, haben Kurztherapeuten die Klienten immer über deren Erfolg befragt. Immerhin kommen Klienten zur Therapie, um ein Problem zu lösen, und nur sie können den Erfolg der Therapie beurteilen. Während die überaus strengen Maßstäbe der reinen (positivistischen) Forschung damit nicht erfüllt werden können, ist es sicherlich besser als eine Befragung des Therapeuten.

Bei einer Nachuntersuchung des MRI berichteten Weakland et al. (1974) von einer Erfolgsrate von 72 Prozent (40 % waren vollkommen beschwerdefrei, und 32 % konnten deutliche und beträchtliche Verbesserungen verzeichnen) bei einem Durchschnitt von sieben Sitzungen pro Fall.

Fisher (1980) berichtete, daß sechs Sitzungen nicht effektiver seien als zwölf und daß die Tendenz dahin geht, daß die Situation sich nach einer Kurztherapie eher verbessert als verschlechtert (Fisher 1984), womit er die alte Vorstellung Lügen straft, Kurztherapie stelle bloß ein Pflästerchen oder eine pallative Maßnahme dar.

Bei unserer jüngsten Nachuntersuchung im BFTC (Kiser 1988; Kiser u. Nunnally 1990), bei der, um einen Maßstab zu haben, neben einigen zusätzlichen dieselben Fragen wie beim MRI gestellt wurden, stellten wir eine Erfolgsrate von 80,4 Prozent fest bei durchschnittlich 4,6 Sitzungen (65,6 % der Klienten erreichten ihr Ziel, während 14,7 % bedeutende Verbesserungen erzielten). Als wir die Klienten nach 18 Monaten nochmals befragten, hatte sich die Erfolgsrate auf 86 Prozent erhöht.

77 Prozent berichteten außerdem, daß sich keine neuen Probleme entwickelt hätten, und 67 Prozent berichteten tatsächlich von Verbes-

serungen in anderen Bereichen seit dem Ende der Therapie. Interessanterweise kamen 51,8 Prozent zu nur drei oder weniger Sitzungen, und sie berichteten von einer Erfolgsrate von 69,4 Prozent, während die 48,2 Prozent, die zu vier oder mehr Sitzungen kamen, von einer Erfolgsrate von 91,14 Prozent berichteten. Von denjenigen, die zu drei oder weniger Sitzungen kamen, erreichten 44,26 Prozent ein sekundäres Ziel, während von denjenigen, die vier oder mehr Sitzungen hatten, 61,29 Prozent, sekundäre Ziele erreichten, was eine ziemlich dramatische Steigerung darstellt.

Anhang II

Der radikalste Ansatz in bezug auf Zeitbeschränkungen ist in einer unabhängigen Gesundheitsorganisation (Kaiser-Permanente) von Moshe Talmon (1990) entwickelt worden: eine einzige Sitzung, die er Ultrakurztherapie nennt.

Die Nützlichkeit einer einzigen Sitzung wurde in einer völlig anderen Richtung, nämlich bei der Behandlung von Alkoholmißbrauch, gezeigt (Edwards, Orford, Egert, Guthrie, Hawker, Hensman, Mitcheson, Oppenheimer u. Taylor 1977; Orford, Oppenheimer u. Edwards 1976; Zweben, Pearlman u. Li 1988). Zum Beispiel wurde eine Stunde „Kurzberatung" mit einer stationären und ambulanten, nach dem jüngsten Stand der Forschung durchgeführten Behandlung verglichen, die auch Medikation und A. A. beinhaltet. Bei einer Nachuntersuchung nach 12 und 24 Monaten zeigten beide Gruppen die gleiche signifikante Verbesserung beim Alkoholkonsum, bei der Symptomstärke wie auch bei der sozialen Anpassung (Orford et al. 1976).

....

Literatur

Ackerman, N. (1966): Family psychotherapy Theory and practice. American *Journal of Psychotherapy* 20: 405–414.

Anderson, H. u. H. A. Goolishian (1988): Human systems as linguistic systems: Preliminary and evolving ideas about the implications of clinical theory. *Family Process* 27 (4): 371–393. [dt. Ausgabe (1990): Menschliche Systeme als sprachliche Systeme. *Familiendynamik* 3: 212–214.]

Anderson, H. u. H. A. Goolishian (1989): Dialogic rather than interventionist: An interview by L. Winderman. *Family Therapy News*, November/ December.

Anderson, H. u. H. A. Goolishian (1990): Beyond cybernetics: Comments on Atkinson and Heath's "Further thoughts on second-order family therapy". *Family Process* 29 (2): 157–163.

Auerswald, E. H. (1987): Epistemological confusion in family therapy and research. *Family Process* 26 (3): 317–330.

Austin, J. L. (1976): How to do things with words. London/Oxford (University Press).

Bandler, R. u. J. Grinder (1975): The structure of magic. Palo Alto, CA (Sience a. Behavior Books). [dt. Ausgabe (1981): Metasprache und Psychotherapie. Struktur der Magie I. Paderborn (Junfermann).]

Bateson, G. (1972): Form, substance and difference. In: G. Bateson (ed.): Steps to an ecology of mind. New York (Ballantine). [dt. Ausgabe (1985): Form, Substanz und Differenz. In: G. Bateson (Hrsg.): Ökologie des Geistes. Frankfurt/Main (Suhrkamp).]

Bateson, G., D. D. Jackson, J. Haley, J. H. Weakland (1956): Toward a theory of schizophrenia. Behavioral Science (1): 251–264. [dt. Ausgabe (1981): Auf dem Weg zu einer Schizophrenie-Theorie. Schizophrenie und Familie. Frankfurt/Main (Suhrkamp).]

Beels, C. u. A. Ferber (1973): What family therapists do. In: A. Ferber, M. Mendelsohn a. A. Napier (eds.): The book of family therapy. Boston (Houghton Mifflin).

Bloor, D. (1983): Wittgenstein: A social theory of knowledge. New York (Columbia University Press).

Bowen, M. (1966): The use of family theory in clinical practice. Comprehensive Psychiatry 7: 345–374.

Cade, B. (1987): Brief/strategic approaches to therapy: A commentary. *Australian and New Zealand Journal of Family Therapy* 8 (1): 37–44.
Capra, F. (1975): The tao of physics. New York (Bantam). [dt. Ausgabe (1989): Das Tao der Physik. München (Scherz).]
Capra, F. (1977): Der kosmische Reigen. München. (Otto Wilhelm Barth).
Carroll, L. (1972): Alice's adventures in wonderland and through the looking-glass. London (Tavistock). [dt. Ausgabe (1977): Alice im Spiegelland. Recklinghausen (Georg Bitter).]
Chomsky, N. (1968): Language and mind. New York (Hartcourt, B. Jovanovich). [dt. Ausgabe (1970): Sprache und Geist. Frankfurt/Main (Suhrkamp).]
Chomsky, N. (1980): Rules and representation. New York (Columbia University Press). [dt. Ausgabe (1981): Regeln und Repräsentationen. Frankfurt/Main (Suhrkamp).]
Cornille, T. (1989): Madanes presents 15 steps for dealing with sex abuse. Family Therapy News, November/December.
De Man, P. (1979): Allegories of reading. New Haven (Yale).
Derrida, J. (1978): Writing and difference (A. Bass, trans.). Chicago (University of Chicage Press). [dt. Ausgabe (1976): Die Schrift und die Differenz. Frankfurt/Main (Suhrkamp).]
Derrida, J. (1981): Posititions (A. Bass, trans.). Chicago (University (Chicago Press). [dt. Ausgabe (1986): Positionen. Graz/Wien (Böhlau).]
de Shazer, S. (1974): On getting unstuck. Some change initiating tactics. *Family Therapy* 1 (1): 19–26.
de Shazer, S. (1975): Brief therapy: Two's company. *Family Process* 14: 79–93.
de Shazer, S. (1982a): Patterns of Brief Family Therapy. New York (Guilford).
de Shazer, S. (1982b): Some conceptual distinctions are more useful than others. *Family Process* 21: 71–84.
de Shazer, S. (1984): The Death of Resistance. *Family Process* 23: 79– 93.
de Shazer, S. (1985): Keys to solution in brief therapy. New York (Norton). [dt. Ausgabe (1989): Wege der erfolgreichen Kurztherapie. Stuttgart (Klett-Cotta).]
de Shazer, S. (1988): Clues. Investigating solutions in brief therapy. New York (Norton). [dt. Ausgabe (1989): Der Dreh. Überraschende Wendungen und Lösungen in der Kurzzeittherapie. Heidelberg (Carl-Auer-Systeme).]
de Shazer, S. (1989): Wrong map, wrong territory. *Journal of Marital and Family Therapy* 15 (2): 117–121.
de Shazer, S. u. I. K. Berg (1984): A part is not apart: Working with only one of the partners present. In: A. Gurman (ed.): Casebook of marital therapy. New York (Guilford).
de Shazer, S., I. K. Berg, E. Lipchik, E. Nunnaly, A. Molnar, W. C. Gingerich a. M. Weiner-Davis (1986): Brief therapy: Focused solution development. Family Process 25: 207–221.
Dolan, E. (1985): A path with a heart: Ericksonian utilization with resistant and chronic clients. New York (Brunner/Mazel).

Edwards, G., J. Orford, S. Egert, S. Guthrie, A. Hawker, C. Hensman, M. Mitcheson, E. Oppenheimer a. C. Taylor (1977): Alcoholism: A controlled trial of "treatment" and "advice". *Journal of Studies on Alcohol* 38: 1004–1031.

Epstein, N. B. (1988): Dilemmas and choices in the design of family therapy research. In: L. C. Wynne (ed.): The state of the art in family therapy research: Controversies and recommendations. New York (Family Process Press).

Erickson, G. (1988): Against the grain: Decentering family therapy. *Journal of Marital and Family Therapy* 14 (3): 225–236.

Erickson, M. H. (1954): Pseudo-orientation in time as a hypnotic procedure. *Journal of Clinical and Experimental Hypnosis* 2: 261–283.

Family Therapy Networker 1988 (September / October): The constructivists are coming.

Fisch, R., J. H. Weakland a. L. Segal (1983): The tactics of change: Doing therapy briefly. San Francisco (Jossey-Bass). [dt. Ausgabe (1987): Strategien der Veränderung. Systemische Kurzzeittherapie. Konzepte der Humanwissenschaften. Stuttgart (Klett-Cotta).]

Fischer, H. R. (1987): "Grammar" and "language game" as concepts for the analysis of schizophrenic communication. In: R. Wodak a. P. Van de Craen (eds.): Neurotic and psychotic language behavior. Clevedon, UK. (Multilingual Matters).

Fish, V. (1990): Introducing causality and power into family therapy theory: A correction to the systemic paradigm. *Journal of Marital and Family Therapy* 16 (1): 21–37.

Fisher, S. (1980): The use of time limits in brief psychotherapy: A comparison of six-session, twelve-session and unlimited treatment of families. *Family Process* 19: 377–392.

Fisher, S. (1984). Time-limited brief therapy with families: A one-year follow-up study. *Family Process* 23: 101–106.

Foucault, M. (1972): History, discourse and discontinuity (A. Nazzaro, trans.). Salmagundi 20: 229–33.

Freud, S. (1960): Letters of Sigmund Freud (A. Freud ed.). New York (Basic).

Gergen, K. J. u. M. J. Gergen (1983): Narratives of the self. In: T. R. Sabin u. K. E. Scheibe (eds.): Studies in social identity. New York (Praeger).

Gergen, K. J. u. M. J. Gergen (1986): Narrative form and the construction of psychological science. In: T. R. Sabin (ed.): Narrative psychology: The storied nature of human conduct. New York (Praeger).

Giacomo, D. u. M. Weissmark (1987): Toward a generative theory of the therapeutic field. *Family Process* 26 (3): 437–459.

Gingerich, W.C., S. de Shazer u. M. Weiner-Davis (1988): Con-structing change: A research view of interviewing. In: E. Lipchik (ed.): Interviewing. Rockville (Aspen).

Goffman, E. (1974): Frame analysis. New York (Harper). [dt. Ausgabe (1977): Rahmen-Analyse. Frankfurt / Main (Suhrkamp).]

Gordan, D. u. M. Meyers-Anderson (1981): Phoenix: Therapeutic Patterns of Milton H. Erickson. Cupertino (Meta).
Gurman, A. (1988): Issues in the specification of family therapy interventions. In: L. C. Wynne (ed.): The state of the art in family therapy research: Controversies and recommendations. New York (Family Process Press).
Gustafson, J. P. (1986): The complex secret of brief psychotherapy. New York (Norton).
Haley, J. (1963): Strategies of psychotherapy. New York (Grune a. Stratton). [dt. Ausgabe (1978): Gemeinsamer Nenner Interaktion: Strategien der Psychotherapie. München (Pfeiffer).]
Haley, J. (1967a): Toward a theory of pathological systems. In: G. Zuk a. I. Boszormenyi-Nagy (eds.): Family therapy and disturbed families. Palo Alto (Science a. Behavior Books).
Haley, J. (1967b): Advanced techniques of hypnosis and therapy: Selected papers of Milton H. Erickson. New York (Grune & Stratton).
Haley, J. (1973): Uncommon therapy. New York (Norton). [dt. Ausgabe (1978): Die Psychotherapie Milton H. Ericksons. München (Pfeiffer).]
Haley, J. (1987, 2nd ed.): Problem-solving therapy. San Francisco (Jossey-Bass). [dt. Ausgabe (1977): Direktive Familientherapie. München (Pfeiffer).]
Hall, A. a. R. Fagan (1956): Definition of system. *General Systems Yearbook* 1: 18–28.
Harland, R. (1987): Superstructuralism: The philosophy of structuralism and post-structuralism. London (Methuen).
Hintikka, M. B. a. J. Hintikka (1986): Investigating Wittgenstein. London (Basil Blackwell).
Hoffman, L. (1971): Deviation-amplifying processes in natural groups. In: J. Haley (ed.): Changing Families. New York (Grune & Stratton).
Hoffman, L. (1981): Foudations of family therapy: A conceptual framework for systems change. New York (Basic). [dt. Ausgabe (1982): Grundlagen der Familientherapie. Hamburg (Isko-Press).]
Hoffman, L. (1990): Constructing realities: An art of lenses. Family Process 29 (1): 1–12.
Jackson, D. D. a. J. H. Weakland (1961): Conjoint family therapy: Some considerations on theory, technique and results. Psychiatry 24: 30–45.
Kiser, D. (1988): A follow-up study conducted at the Brief Family Therapy Center. (unveröffent. Manuskript).
Kiser, D. u. E. Nunnally (1990): The relationship between treatment length and goal achievement in solution-focused therapy. (unveröffentl. Manuskript).
Kuhn, T. (1970, 2nd ed.): The structure of scientific revolutions. Chicago (University of Chicago Press). [dt. Ausgabe (1973): Die Struktur wissenschaftlicher Revolutionen. Frankfurt/Main (Suhrkamp).]
Lange, A. a. O. van der Hart (1983): Directive family therapy. New York (Brunner/Mazel).
Langley, D., F. Pittman, P. Machotka a. K. Flomenhaft (1968): Family crisis therapy – Results and implications. *Family Process* 7: 145–158.

Lazarus, A. a. A. Fay (1990): Brief psychotherapy: Tautology or oxy-moron. In: J. Zeig a. S. Gilligan (eds.): Brief therapy: Myths, methods and metaphors. New York (Brunner/Mazel).
Leitch, V. B. (1983): Deconstructive criticism: An advanced introduction. New York (Columbia University Press).
Levi-Strauss, C. (1973): Structural anthropology. New York (Basic Books). [dt. Ausgabe (1967). Strukturale Anthropologie I. Frankfurt/Main (Suhrkamp).]
Lincoln, Y. S. a. E. G. Guba (1985): Naturalistic Inquiry. Beverley Hills (Sage).
Lipchik, E. (1988): Interviewing with a constructive ear. *Dulwich Center Newsletter* Winter 3–7.
Lyotard, J.-F. (1979): The postmodern condition. A report on knowledge (G. Bennington a. B. Massumi, trans.). Minneapolis (University of Minnesota Press). [dt. Ausgabe (1986): Das postmoderne Wissen. Wien (Böhlau).]
Malan, D. (1976): The frontier of brief psychotherapy: An example of the convergence of research and clinical practice. New York (Plenum).
Malan, D., S. Heath, H. Bascal a. F. Balfour (1975): Psychodynamic changes in untreated neurotic patients, II. Apparently genuine improvements. *Archives of General Psychiatry* 32: 110–126.
Mann, J. (1973): Time-limited psychotherapy. Cambridge (Harvard University Press).
Maruyama, M. (1963): The second cybernetics: Deviation-amplifying mutual causal processes. *American Scientist* 5: 164–179.
Maruyama, M. (1977): Heterogenistics: An epistemological restructuring of biological and social sciences. *Cybernetica* 20: 69–86.
Maruyama, M. (1981): Persönliche Mitteilung.
Mehan, H. a. J. Willis (1988): MEND: A nuturing voice in the nuclear arms debate. *Social Problems* 35 (4): 363–383.
Miller, G. u. S. de Shazer (1991): Jenseits von Beschwerden: Ein Ent-wurf der Kurztherapie. In: L. Steiner u. C. Ahlers (eds.): Systemic thinking and therapeutic process. Heidelberg (Springer).
Miller, J. H. (1976): Steven's rock and criticism as cure, II. *Georgia Review* 30: 340–345.
Minuchin, S., B. Rosman a. L. Baker (1978): Psychosomatic families: Anorexia nervosa in context. Cambridge, MA (Harvard). [dt. Ausgabe (1981): Psychosomatische Krankheiten in der Familie. Stuttgart (Klett-Cotta).]
Norris, C. (1983): The deconstructive turn: Essays in the rhetoric of philosophy. London (Methuen).
Norton, R. (1981): Soft magic. In: C. Wilder a. J. H. Weakland (eds.): Rigor and imagination: Essays from the legacy of Gregory Bateson. New York (Praeger).
Nunnally, E., S. de Shazer, E. Lipchik a. I. K. Berg (1986): A study of change: Therapeutic theory in process. In: D. Efron (ed.): Journeys: Expansion of the strategic-systemic therapies. New York (Brunner/Mazel).
O'Hanlon, W. a. M. Weiner-Davis (1989): In search of solutions: A new direction in psychotherapy. New York (Norton).

Orford, J., E. Oppenheimer a. G. Edwards (1976): Abstinence or con-trol: The outcome for excessive drinkers two years after consultation. *Behavior Research and Therapy* 14: 409–418.

Palazzoli, M., L. Boscolo, G. Cecchin u. G. Prata (1978): Paradox and counterparadox: General models of psychotic processes in the family. New York (Aronson). [dt. Ausgabe (1977): Paradoxon und Gegenparadoxon. Stuttgart (Klett-Cotta]

Palazzoli, M., S. Cirillo, M. Selvini a. A. Sorrentino (1989): Family games: General models of psychotic processes in the family. New York (Norton).

Papp, P. (1983): The process of change. New York (Guilford). [dt. Ausgabe (1989): Die Veränderung des Familiensystems. Stuttgart (Klett-Cotta).]

Paul, N. (1967): The role of mourning and empathy in conjoint marital therapy. In: G. Zuk a. I. Boszormenyi-Nagy (eds.): Family therapy and disturbed families. Palo Alto (Science a. Behavior Books).

Pittman, F., D. Langley, K. Flomenhaft, C. DeYoung, P. Machotka a. D. Kaplan (1971): Therapy techniques of the family treatment unit. In: J. Haley (ed.): Changing families. New York (Grune & Stratton).

Sadler, J. Z. u. Y. F. Hulgus (1989): Hypothesizing and evidence-gathering: The nexus of understanding. *Family Process* 28 (3): 255–267.

Sarup, M. (1989): Post-structuralism and postmodernism. Athens (University of Georgia Press).

Scheflen, A. E. (1969a): Behavioral programs in human communication. In: W. Gray, F. Duhl, F. u. N. Rizzo (eds.): General systems theory and psychiatry. Boston (Little, Brown).

Scheflen, A. E. (1969b): Systems and psychosomatics. In: W. Gray, F. Duhl, F. u. N. Rizzo (eds.): General systems theory and psychiatry. Boston (Little, Brown).

Searle, J. R. (1970): Speech acts: An essay in the philosophy of language. London (Cambridge University Press). [dt. Ausgabe (1983): Sprechakte: Ein sprachphilosophischer Essay. Frankfurt/Main (Suhrkamp).]

Sifneos, P. (1965): Seven years' experience with short-term dynamic psychotherapy. 6th International Congress of Psychotherapy.

Sifneos, P. (1985): Short-term dynamic psychotherapy of phobic and mildly obsessive-compulsive patients. *American Journal of Psychotherapy* 39 (3): 314–322.

Sifneos, P. (1990): Short-term anxiety-provoking psychotherapy (STAPP): Termination outcome and videotaping. In: J. Zeig u. S. Gilligan (eds.): Brief therapy: Myths, methods and metaphors. New York (Brunner/Mazel).

Simon, F. B. u. Stierlin, H. (1984): Die Sprache der Familientherapie. Ein Vokabular. Stuttgart (Klett-Cotta), Neuauflage 2003.

Sluzki, C. (1988): Case commentary II. *Family Therapy Networker* (September/October) 79–81.

Smith, C. S. (1978): Structural hierarchy in science, art and history. In: J. Wechsler (ed.): On aesthetics in science. Cambridge (MIT Press).

Spencer-Brown, G. (1973): Laws of form. New York (Dutton).

Stanton, M. D. (1988): The lobster quadrilles: Issues and dilemmas for family therapy research. In: L. C. Wynne (ed.): The state of the art in family therapy research: Controversies and recommendations. New York (Family Process Press).
Staten, H. (1984): Wittgenstein and Derrida. Lincoln (University of Nebraska Press).
Stierlin, H. (1975): Von der Psychoanalyse zur Familientherapie. Stuttgart (Klett).
Strupp, H. (1988): Persönliche Mitteilung.
Talmon, M. (1990): Single-session therapy. San Francisco (Jossey-Bass).
Thom, R. (1975): Structural stability and morphogenesis. Reading, MA (Benjamin/Cummings).
Titchener, J. (1967): Family system as model for ego system. In: G. Zuk u. I. Boszormenyi-Nagy (eds.): Family therapy and disturbed families. Palo Alto (Science a. Behavior Books).
von Glasersfeld, E. (1984a): Steps in the construction of "others" and "reality": A study in self-regulation. Presented at the 7th European Meeting on Cybernetics and Systems Research. Vienna.
von Glasersfeld, E. (1984b): An Introduction to radical constructivism. In. P. Watzlawick (ed.) (1984): The invented reality. New York (Norton). [dt. Ausgabe (1981): Einführung in den radikalen Konstruktivismus. In: P. Watzlawick (Hrsg.): Die erfundene Wirklichkeit. München (Piper).]
Watzlawick, P. (Hrsg) (1981): Die erfundene Wirklichkeit. München (Piper).
Watzlawick, P., J. H. Beavin a. D. D. Jackson (1967): Pracmatics of human communication. New York (Norton). [dt. Ausgabe (1985): Menschliche Kommunikation. Bern (Huber).]
Watzlawick, P. a. J. H. Weakland (eds.) (1977): The interactional view. New York (Norton). [dt. Ausgabse (1980): Interaktion. Bern (Huber).]
Watzlawick, P., J. H. Weakland a. R. Fisch (1974): Change: New York (Norton). [dt. Ausgabe (1988): Lösungen. Zur Theorie und Praxis menschlichen Wandels. Bern (Huber).]
Weakland, J. H. (1982): "Family therapy" with individuals. Paper presented at the MRI/ETC Conference. Nice.
Weakland, J. H. (1990): Myths about brief therapy; Myths of brief therapy. In: J. Zeig u. S. Gilligan (eds.): Brief therapy: Myths, methods and metaphors. New York (Brunner/Mazel).
Weakland, J. H., R. Fisch, P. Watzlawick a. A. Bodin (1974): Brief therapy: Focused problem resolution. Family Process 13: 141–168. [dt. Ausgabe (1980): Kurztherapie - zielgerichtete Problemlösungen. In: P. Watzlawick u. J. H. Weakland (Hrsg.): Interaktion. Bern (Huber).]
Weber, G. u. H. Stierlin (1989): In Liebe entzweit. Die Heidelberger Familientherapie der Magersucht. Hamburg (Rowohlt). [Neuaufl. (2001): In Liebe entweit. Ein systemischer Ansatz zum Verständnis und zur Behandlung der Magersuchtsfamilie. Heidelberg (Carl-Auer-Systeme).]
Wechsler, J. (ed.) (1978): On aesthetics in science. Cambridge (MIT Press).

Weiner-Davis, M., S. de Shazer a. W. J. Gingerich (1987): Using pre-treatment change to construct a therapeutic solution: An exploratory study. *Journal of Marital and Family Therapy* 13 (4): 359–363.
White, M. (1988): The process of questioning: A therapy of literary merit? Adelaide (Dulwich Center Newsletter) Winter 8–14. [dt. Ausgabe: Der Vorgang der Befragung: Eine literarisch wertvolle Therapie. In: *Familiendynamik* 2: 114–128.
Whitehead, A. N. a. B. Russell (1910): Principia mathematica. Cambridge (University of Cambridge Press). [dt. Ausgabe (1986): Principia Mathematica. Frankfurt/Main (Suhrkamp).]
Wilden, A. (1980) (2nd ed.): System and structure: Essays in communication and exchange. London (Tavistock).
Wittgenstein, L. (1989): Das Blaue Buch. Eine philosophische Betrachtung: (Das Braune Buch). Frankfurt/Main (Suhrkamp).
Wittgenstein, L. (1989): Philosophische Grammatik. Frankfurt/Main (Suhrkamp).
Wittgenstein, L. (1989): Philosophische Bemerkungen. Frankfurt/Main (Suhrkamp).
Wittgenstein, L. (1984): Culture and Value (Vermischte Bemerkungen). Basil Blackwell (Oxford).
Wittgenstein, L. (1971): Philosophische Untersuchungen. Frankfurt/Main (Suhrkamp).
Wynne, L. (1971): Some guidelines for exploratory conjoint family therapy. In: J. Haley (ed.): Changing families. New York (Grune & Stratton).
Zuk, G. (1967): *Family therapy. Archives of General Psychiatry* 16: 71–79.
Zweben, A., S. Pearlman a. S. Li (1988): A comparison of brief advice and conjoint therapy in the treatment of alcohol abuse: The results of the marital systems study. *British Journal of Addiction* 83: 899–916.

Register

Über den Autor

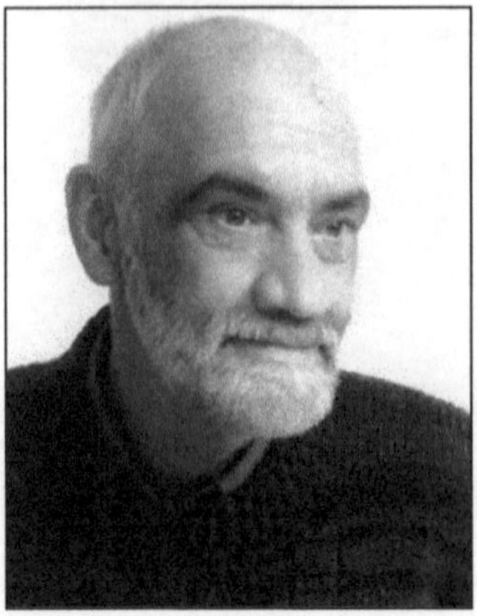

Steve de Shazer (1940–2005), Ph. D., Gründer des Brief Family Therapy Center BFTC in Milwaukee, Wisconsin; schwerpunktmäßige Forschung und Entwicklung lösungsorientierter, kurztherapeutischer Verfahren (interaktiver Konstruktivismus) auf der Grundlage Ericksonscher und systemischer Interventionen und der Philosophie Wittgensteins und Derridas; Steve de Shazer gilt als international führende Figur im Bereich der lösungsorientierten Kurztherapie.

Steve de Shazer im Carl-Auer Verlag

Lösungsfokussierte Kurzzeit-Therapie

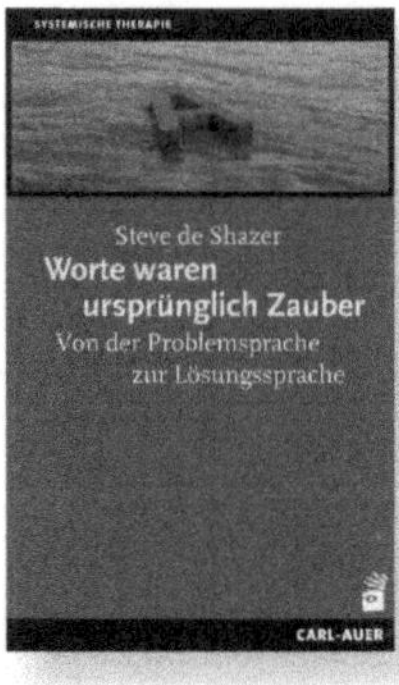

Steve de Shazer
Worte waren ursprünglich Zauber
Von der Problemsprache zur Lösungssprache
294 Seiten, Kt, 4. Aufl. 2017
978-3-89670-689-8

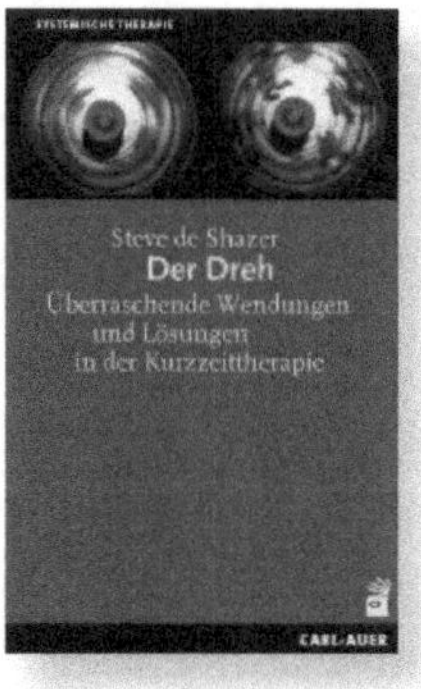

Steve de Shazer
Der Dreh
Überraschende Wendungen und Lösungen in der Kurzzeittherapie
213 Seiten, Kt, 14. Aufl. 2019
978-3-8497-0197-0

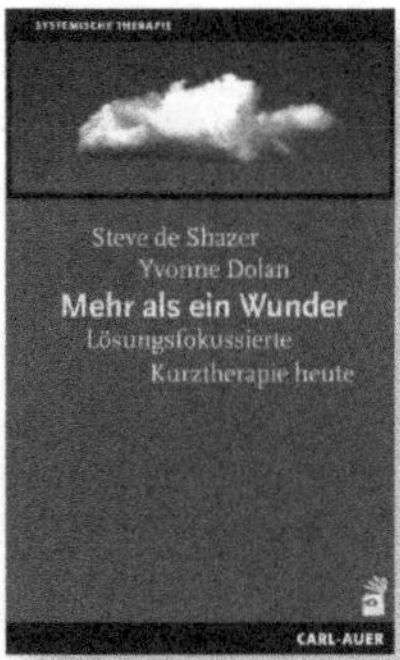

Steve de Shazer/ Yvonne Dolan
Mehr als ein Wunder
Lösungsfokussierte Kurztherapie heute
236 Seiten, Kt, 6. Aufl. 2018
978-3-8497-0260-1

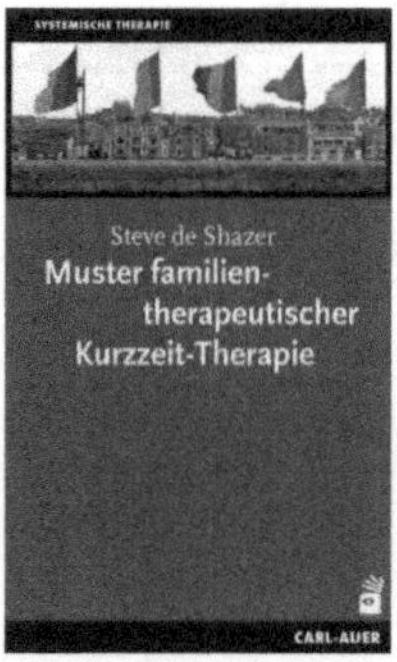

Steve de Shazer
Muster familientherapeutischer Kurzzeit-Therapie
250 Seiten, 28 Abb., Kt, 2012
978-3-89670-820-5

Carl-Auer Verlag • www.carl-auer.de